Daniela Zellner

Natürliche Potenz-Booster für Sie und Ihn

Ein praktischer Leitfaden zur Stärkung von Libido, Vitalität und Leidenschaft

ersa Verlag

Natürliche Potenz-Booster für Sie und Ihn

Ein praktischer Leitfaden zur Stärkung von

Libido, Vitalität und Leidenschaft

Daniela Zellner

1.Auflage 2023
ersa Verlag
www.ersaverlag.de
ISBN 978-3-948732-15-8

ersa Verlag UG (haftungsbeschränkt)
Gagzow, Dorfstr.15,
23974 Krusenhagen/Germany

Inhaltsverzeichnis

Vorwort

Heutzutage haben viele Frauen Schwierigkeiten, schwanger zu werden, und Männer klagen zunehmend über Potenzprobleme und Unfruchtbarkeit. Unterschiedlichen Schätzungen zufolge gibt es in Deutschland zwischen vier und sechs Millionen Männer, die zumindest teilweise an Erektionsstörungen leiden. Wenn ein Mann trotz regelmäßigem ungeschützten Geschlechtsverkehr innerhalb eines Jahres kein Kind zeugen kann, spricht man von männlicher Unfruchtbarkeit (Zeugungsunfähigkeit, Sterilität). Oft sind die Anzeichen für die Zeugungsunfähigkeit beim Mann unspezifisch, daher sind viele Frauen und Männer mit Kinderwunsch überrascht, wenn in einer Kinderwunschklinik die Möglichkeit in Betracht gezogen wird, dass auch der Mann betroffen sein könnte.

Medizinische Ursachen für männliche Unfruchtbarkeit liegen häufig in Störungen der Spermienproduktion, wie eingeschränkter Spermienqualität oder Spermienmangel. Viele Männer sind ebenfalls überrascht, wenn bei ihnen eine schlechte Spermienanalyse festgestellt wird.

Dieses Buch bietet Paaren mit Kinderwunsch natürliche Hilfsmittel, um die Potenz zu steigern, Libidoproblemen entgegenzuwirken und die Fruchtbarkeit zu erhöhen. Natürlich können diese Tipps auch ausprobiert werden, wenn kein Kinderwunsch besteht und man nur mehr Schwung ins Liebesleben bringen möchte. Es ist sinnvoll, bei einem Kinderwunsch entspannt an die Thematik heranzugehen, ohne Druck. Gerade Frauen und Männer, die nicht mehr ganz jung sind und daher nicht ideale Voraussetzungen für eine Schwangerschaft haben (*laut Ayurveda liegt der optimale Zeitpunkt für Frauen zwischen 20 und 25 Jahren*), sind mit dem Problem der ungewollten Kinderlosigkeit vertraut und können von diesem Buch profitieren. In vielen Kulturen weltweit werden seit Langem Pflanzen zur Steigerung der Potenz und bei Kinderwunsch eingesetzt. Häufig handelt es sich dabei um „Testosteron-Booster“, da ein Testosteronmangel bei Männern die Libido senkt und die männliche Potenz/Fruchtbarkeit beeinträchtigt.

Neben Diabetes mellitus und Herz-Kreislauf-Problemen (*Durchblutungsstörungen*) ist ein Testosteronmangel die häufigste Ursache für männliche Impotenz. Daher sollte auch der männliche Teil eines Paares mit unerfülltem Kinderwunsch auf Herz und Nieren untersucht werden. Impotenz ist oft ein Vorzeichen für beginnende Herz-Kreislauf-Probleme. Eine empfehlenswerte Maßnahme, unabhängig von anderen Behandlungen, ist die Intensivierung von körperlicher Aktivität, regelmäßige Bewegung und die Überprüfung des eigenen Gewichts, denn Übergewicht trägt sowohl zu Herz-Kreislauf-Erkrankungen als auch zur erektilen Dysfunktion bei. Bei übergewichtigen Männern (*BMI über 30*) konnte allein durch gezielten Gewichtsverlust von mehr als 10% des Körpergewichts und dreistündige körperliche Betätigung eine deutliche Verbesserung der Erektionsfähigkeit erzielt werden.

Daher sollten bei Impotenz auch immer der Blutzuckerspiegel, insbesondere der Langzeitblutzucker (HbA1c), sowie der Blutdruck und die Blutfettwerte berücksichtigt werden. Eine Hypercholesterinämie führt nicht nur zur Verstopfung der Herzkranzgefäße, sondern auch der Gefäße, die den Penis und die Hoden versorgen. Lassen Sie uns aus dem reichen Schatz der Natur schöpfen. Nicht umsonst werden aphrodisierende Pflanzen auch „Liebespflanzen“ genannt. Um die

Fruchtbarkeit bei beiden Elternteilen zu stärken, können wir auf Pflanzen aus dem tropischen Garten Indiens, der wunderbaren Pflanzenwelt Südamerikas und Afrikas zurückgreifen, aber auch heimische Kräuter verwenden. Diese Pflanzen sind in der Regel gut verträglich und stellen eine nebenwirkungsärmere Alternative zu Viagra und ähnlichen Medikamenten sowie synthetischem Testosteron dar, das häufig bei Potenzproblemen und männlicher Unfruchtbarkeit eingesetzt wird.

Dennoch sind auch Pflanzen nicht völlig frei von Nebenwirkungen, daher sollte eine Therapie zur Steigerung der Potenz und bei Kinderwunsch in die Hände von Therapeuten wie Apothekern, Ärzten oder Heilpraktikern gelegt werden.

Sicher sind jedoch Fruchtbarkeitsrituale wie Massagen (*auch Partnermassagen und Tantra*), Bauchtanz oder Yoga, die nicht nur sinnlich sind, sondern auch Spaß machen. Auch diesen Therapien wurde ein Kapitel in diesem Buch gewidmet.

Viagra und Co.: Ein kurzer Überblick

Die schulmedizinische Behandlung von männlicher Impotenz umfasst verschiedene Optionen, wie beispielsweise Viagra - ein Arzneistoff namens Sildenafil, der zur Gruppe der PDE-5-Hemmer gehört. Dieses gefäßerweiternde Medikament wurde 1998 von dem US-amerikanischen Unternehmen Pfizer unter dem Namen Viagra zur Behandlung der erektilen Dysfunktion beim Mann auf den Markt gebracht.

Jedoch sind die Nebenwirkungen beträchtlich. Zu den häufigsten gehören Kopfschmerzen, Magenbeschwerden, abnormale visuelle Wahrnehmungen wie blaue Schleier im Gesichtsfeld und erhöhte Lichtempfindlichkeit. Weitere Nebenwirkungen sind verminderte Reaktionsfähigkeit, Schwindel, Rücken- und Muskelschmerzen sowie eine langanhaltende Erektion (Priapismus). Es wurden sogar Fälle von nichtarteriitischer anteriorer ischämischer Optikusneuropathie beobachtet, was in seltenen Fällen zu Sehbeeinträchtigungen oder sogar zur Erblindung führen kann. Aufgrund dieser Erkenntnisse wurde im Sommer 2006 die Fachinformation für Sildenafil entsprechend geändert.

Neuere Hinweise deuten darauf hin, dass auch plötzliche Hörstörungen in Verbindung mit der Einnahme von Sildenafil auftreten können. In der Vergangenheit wurde Sildenafil durch Medienberichte bekannt, in denen Todesfälle erwähnt wurden. Allerdings geschah dies in allen nachvollziehbaren Fällen aufgrund von Missachtung der Kontraindikationen. Typische Kontraindikationen beinhalten die gleichzeitige Einnahme von Sildenafil mit Medikamenten, die Nitrat enthalten (z.B. das weit verbreitete Nitrolingual-Spray bei älteren Menschen) oder Stickstoffmonoxid-Donatoren (Amylnitrit, sogenannte „Poppers"). Durch die kombinierte Wirkung auf den Blutdruck kann ein akut lebensbedrohlicher Blutdruckabfall eintreten. Männer mit koronarer Herzkrankheit sollten ebenfalls auf Viagra verzichten.

Auch Cialis - Tadalafil, ist ein Potenzmittel, das Ende 2002 bzw. Ende 2003 erstmals auf den Markt gebracht wurde. Es wird zur Behandlung der erektilen Dysfunktion eingesetzt und seit 2010 auch zur Behandlung von pulmonal-arterieller Hypertonie und seit 2012 zur Behandlung des benignen Prostatasyndroms verwendet.

Auch bei der Einnahme von Cialis treten Herz-Kreislauf-Nebenwirkungen wie niedriger Blutdruck sowie Muskelschmerzen auf. Es gibt Berichte über plötzlichen Hörverlust, manchmal begleitet von Tinnitus oder Schwindel. Häufige Nebenwirkungen umfassen Kopfschmerzen, Verdauungsstörungen, verstopfte Nase und Rückenschmerzen. Gelegentlich können trockener Rachen, Müdigkeit oder Tachykardie auftreten. In seltenen Fällen kann es zu einer langanhaltenden Erektion kommen.

Bei Personen mit schweren Herz-Kreislauf-Erkrankungen wie Herzinsuffizienz, koronarer Herzerkrankung, Herzklappenerkrankungen, Herzinfarkt, Herzrhythmusstörungen oder schwerer Herzmuskelschwäche darf Tadalafil nicht angewendet werden. Die Einnahme sollte auch vermieden werden, wenn der Blutdruck niedrig ist, schwere Leber- oder Nierenfunktionsstörungen vorliegen oder Erkrankungen der Augennetzhaut bestehen. Ähnlich wie bei Sildenafil sind auch hier typische Kontraindikationen die gleichzeitige Einnahme von Tadalafil mit nitrathaltigen Medikamenten (z. B. das bei älteren Menschen weit verbreitete Nitrolingual-Spray) oder Stickstoffmonoxid-Donatoren (Amylnitrit, sogenannte „Poppers").

Lassen Sie uns stattdessen einen Blick auf die „Liebespflanzen" werfen, die deutlich weniger Nebenwirkungen haben und oft besser für ältere Patienten mit Herzproblemen geeignet sind als zum Beispiel Viagra. Allerdings ist es auch hier wichtig zu beachten, dass alles, was eine Wirkung hat, auch Nebenwirkungen und Kontraindikationen haben kann. Das bedeutet, dass Sie in diesem Fall ein Pflanzenpräparat nicht einnehmen sollten. Ich habe alle Nebenwirkungen und Kontraindikationen für jede Pflanze aufgelistet. Es ist jedoch wichtig zu betonen, dass dieses Buch keinen Arzt (Gynäkologen, Urologen, auf Kinderwunsch spezialisierte Ärzte), Heilpraktiker oder Apotheker ersetzt.

„Potente" Pflanzen von A bis Z

Ashwagandha - die „Pferdestärke"
„Doping für den Mann"

Ashwagandha ist hilfreich bei Sterilität, Impotenz, Schmerzen im Genitalbereich und niedriger Libido (wirkt luststeigernd), insbesondere bei Männern. Es ist kein Zufall, dass Ashwagandha als *„Pferdestärke"* bezeichnet wird und allgemein als Stärkungsmittel bei Stress, Erschöpfung, Schlaflosigkeit, psychischen Problemen oder Burnout angesehen wird. Ashwagandha wird eine allgemeine stärkende und vitalisierende Wirkung zugeschrieben. Der Name „Schlafbeere" (*Withania Somnifera*) weist auf die entspannende und schlaffördernde Eigenschaft von Ashwagandha hin. Die Pflanze wird auch als *Winterkirsche* oder seltener als *indischer*

Ginseng bezeichnet und zählt zu den bekanntesten Adaptogenen (Stärkungsmitteln) und „Rasyanas“ (Verjüngungsmitteln) in der Pflanzenheilkunde, was in der Kinderwunschtherapie von Bedeutung ist, da Adaptogene spezifisch stresslindernd, allgemein stärkend, libidosteigernd und fruchtbarkeitsfördernd wirken.

Generell kann Ashwagandha als Nervennahrung und Tonikum betrachtet werden. Es wirkt stressmindernd und beruhigend, gleicht Hormon- und Neurotransmitter-Ungleichgewichte aus. Mit Ashwagandha können wir den Teufelskreis von Stress und schlechtem Schlaf durchbrechen. Ashwagandha senkt den Cortisolspiegel im Körper, reduziert Stress und verbessert den Schlaf, was wiederum zu einer besseren Lebensqualität führt. Ein ausgeglichener Cortisolspiegel und guter Schlaf können die Fruchtbarkeit bei beiden Geschlechtern steigern.

Biogena hat ein gutes pflanzliches Schlafmittel namens „Amino Abendtrunk“ entwickelt, das bei vielen Patienten wirklich gut tut und wirksam ist. Die Nahrungsergänzungsmittel von Biogena sind gut zusammengesetzt und von hoher Qualität. Der „Amino Abendtrunk“ enthält neben Ashwagandha beispielsweise auch *Tryptophan*, aus dem der Körper das „Schlafhormon“ Melatonin selbst herstellen kann, sowie Magnesium, Hopfen und Vitamin B6. Alle diese Inhaltsstoffe fördern den Schlaf und stärken das Nervensystem.

Im Reformhaus gibt es ebenfalls gute Ashwagandha-Produkte, von denen ich hier einige auflisten möchte:

- *Alsiroyal* mit Ashwagandha-Extrakt
- *Neuro Balance Tonikum* von Salus
- *Bakanasan Nervenextrakt* mit Ashwagandha,

B-Vitaminen, Lavendel und Passionsblume

Achtung: Während der Schwangerschaft und Stillzeit sollte Ashwagandha aufgrund seiner leichten hormonellen Wirkung nicht verwendet werden. In der Ayurveda-Therapie wird gemahlenes Pulver verwendet, aber am praktischsten sind Kapseln oder Presslinge.

Bohnenkraut - das Kraut, das von den Mönchen aus dem Klostergarten verbannt wurde

Bohnenkraut, ein vielseitiges Kraut mit einem angenehmen Thymiangeschmack, hat nicht nur kulinarische Vorzüge, sondern wird auch seit Jahrhunderten für seine potenziell luststeigernde Wirkung geschätzt. Von den alten Römern bis hin zu Kaiser Karl dem Großen wurde Bohnenkraut als „Liebeskraut" gepriesen. In diesem Artikel werden wir einen genaueren Blick auf die luststeigernde Wirkung von Bohnenkraut werfen und seine Verwendung als natürliches Aphrodisiakum erkunden.

Die geschichtliche Bedeutung von Bohnenkraut als Aphrodisiakum

Schon im antiken Rom wurde das Sommerbohnenkraut mit seinen entkrampfenden Eigenschaften den „Liebeskräutern" zugeordnet. Es wurde angenommen, dass die krampflösenden Wirkungen des Krauts nicht nur den Magen und den Darm positiv beeinflussen, sondern auch auf die Geschlechtsorgane wirken können. Selbst Kaiser Karl der Große war von den aphrodisierenden Eigenschaften des Bohnenkrauts so überzeugt, dass er den Mönchen das Anbauen des Krauts im Klostergarten verbot.

Die wissenschaftliche Perspektive

Obwohl es begrenzte wissenschaftliche Studien gibt, die sich speziell mit der luststeigernden Wirkung von Bohnenkraut befassen, deuten einige Untersuchungen auf potenzielle positive Effekte hin. Bohnenkraut enthält ätherische Öle und Gerbstoffe, die den Magen-Darm-Bereich positiv beeinflussen und blähungslösend wirken. Durch die Linderung von Blähungen und die Förderung der Verdauung kann Bohnenkraut dazu beitragen, dass man sich körperlich wohler fühlt, was wiederum die Stimmung und das sexuelle Verlangen steigern kann.

Verwendung von Bohnenkraut als Aphrodisiakum

Es gibt verschiedene Möglichkeiten, Bohnenkraut in die Ernährung einzubinden, um von seinen möglichen luststeigernden Eigenschaften zu profitieren. Eine beliebte Anwendung ist die Zugabe von Bohnenkraut als Gewürz in Bohnensuppen oder zu Fleischgerichten. Der aromatische Geschmack des Krauts verleiht den Gerichten nicht nur eine besondere Note, sondern könnte auch dazu beitragen, die Libido anzukurbeln.

Zusätzlich zur kulinarischen Verwendung kann Bohnenkraut in Form von Tee genossen werden. Ein Bohnenkraut-Tee kann bei Husten zur Schleimlösung beitragen und den Magen stärken. Es wird empfohlen, den Tee vor dem Schlafengehen zu trinken, um mögliche entspannende Effekte zu nutzen und das sexuelle Verlangen zu steigern.

Wechselwirkungen von Bohnenkraut mit bestimmten Medikamenten

Bohnenkraut ist ein vielseitiges Kraut mit geschätzten kulinarischen und potenziell luststeigernden Eigenschaften. Bei der Verwendung von Bohnenkraut als Nahrungsmittel oder als pflanzliches Heilmittel ist es jedoch wichtig, potenzielle Wechselwirkungen mit bestimmten Medikamenten zu beachten. Im Folgenden werden einige wichtige Informationen zu möglichen Wechselwirkungen zwischen Bohnenkraut und Medikamenten dargelegt:

1. Blutverdünner (*Antikoagulantien*): Bohnenkraut enthält bestimmte Bestandteile, die eine blutverdünnende Wirkung haben können. Wenn Sie bereits blutverdünnende Medikamente wie Warfarin oder Aspirin einnehmen, kann die zusätzliche Einnahme von Bohnenkraut das Blutungsrisiko erhöhen. Es ist ratsam, vor der Verwendung von Bohnenkraut als Nahrungsergänzung oder in größeren Mengen mit Ihrem Arzt Rücksprache zu halten.

2. Blutdrucksenkende Medikamente: Bohnenkraut kann eine blutdrucksenkende Wirkung haben. Wenn Sie bereits blutdrucksenkende Medikamente wie Betablocker oder ACE-Hemmer einnehmen, sollten Sie vorsichtig sein, wenn Sie Bohnenkraut in großen Mengen konsumieren. Eine plötzliche und signifikante Senkung des Blutdrucks kann unerwünschte Nebenwirkungen haben. Sprechen Sie mit Ihrem Arzt über mögliche Auswirkungen von Bohnenkraut auf Ihren Blutdruck.

3. Sedative Medikamente: Bohnenkraut kann beruhigende Eigenschaften haben und möglicherweise die Wirkung

von sedativen Medikamenten verstärken. Wenn Sie Beruhigungsmittel, Schlafmittel oder andere sedative Medikamente einnehmen, kann die gleichzeitige Verwendung von Bohnenkraut zu übermäßiger Schläfrigkeit oder Benommenheit führen. Es ist wichtig, die Kombination von Bohnenkraut mit solchen Medikamenten mit Ihrem Arzt zu besprechen.

4. Antidiabetika: Bohnenkraut kann den Blutzuckerspiegel beeinflussen und die Wirkung von antidiabetischen Medikamenten verstärken. Wenn Sie Medikamente zur Blutzuckerkontrolle einnehmen, sollten Sie engmaschig Ihren Blutzuckerspiegel überwachen und bei Bedarf die Dosis Ihrer Medikamente anpassen. Konsultieren Sie dazu unbedingt Ihren Arzt oder Ihre Ärztin.

Es ist wichtig, zu beachten, dass diese Informationen keine umfassende Liste aller möglichen Wechselwirkungen darstellen. Jeder Mensch reagiert individuell auf Medikamente und Kräuter. Um mögliche Wechselwirkungen zu vermeiden, sollten Sie immer mit Ihrem Arzt oder Apotheker sprechen, bevor Sie Bohnenkraut als Nahrungsmittel oder pflanzliche Ergänzung verwenden, insbesondere wenn Sie bereits Medikamente einnehmen.

Abschließend ist es ratsam, aufmerksam zu sein und mögliche Wechselwirkungen zu beobachten.

Die Brennnessel als natürliches Potenzmittel - Eine pflanzliche Unterstützung für die männliche Vitalität

Die Brennnessel, eine Pflanze, die oft mit unangenehmen Brennempfindungen in Verbindung gebracht wird, besitzt erstaunliche Eigenschaften, die sie zu einem potenziellen natürlichen Potenzmittel machen. In diesem Kapitel werfen wir einen genaueren Blick auf die Brennnessel und ihre mögliche Rolle bei der Förderung der männlichen Vitalität und Potenz.

Die Brennnessel und ihre Inhaltsstoffe

Die Brennnessel (*Urtica dioica*) ist eine weit verbreitete Pflanze, die reich an Nährstoffen und bioaktiven Verbindungen ist. Sie enthält unter anderem Vitamine (A, C und K), Mineralstoffe (Eisen, Magnesium und Kalzium), Aminosäuren und sekundäre Pflanzenstoffe wie Flavonoide und Sterole. Diese Inhaltsstoffe verleihen der Brennnessel ihre potenziellen gesundheitsfördernden Eigenschaften.

Die Wirkung der Brennnessel auf die Potenz

Der botanische Name unserer Brennnessel lautet „Urtica dioica“. Das lateinische Wort „Urtica“ bedeutet „brennen“. Diese Bezeichnung ist auf die brennenden Haare der Pflanze zurückzuführen. Die Brennnessel wird dem Kriegsgott Mars zugeordnet, da sie mit ihren Verteidigungsmechanismen über beeindruckende „Zauberkräfte“ verfügt und uns zur Seite steht, wenn wir schwächeln. Brennnesselsamen verbessern die Qualität der Spermien, fördern die Libido und steigern die Potenz. Landwirte verwenden Brennnesselsamen als Kraftfutter für Zuchtbullen.

Die Brennnessel enthält zahlreiche Flavonoide, Chlorophyll und Eisen, die für unser Immunsystem wichtig sind. In den Brennhaaren der Pflanze befinden sich Substanzen wie Serotonin und Acetylcholin. Die Früchte der Brennnessel enthalten wertvolles Fett, Linolsäure und Vitamin E. Aus diesem Grund gelten Brennnesselsamen als Powerfood für Männer mit Kinderwunsch.

Im Spätsommer kann man Brennnesselsamen selber pflücken und über das Essen streuen. Zum Trocknen sollten Sie die Samen ein paar Stunden auf Papier legen. Ein Geheimtipp aus den Alpenländern: Die Bauern dort glauben, dass das so zähe wie fruchtbare Kraut seine Kräfte auf Menschen und Tiere übertrage. Angeblich machen Brennnesselsamen Stiere potenter und Kühe fruchtbarer. Die Brennnessel wird traditionell zur Unterstützung der männlichen Gesundheit und Potenz eingesetzt. Obwohl es begrenzte wissenschaftliche Studien zu diesem spezifischen Thema gibt, deuten einige Forschungsergebnisse auf ihre potenziell vorteilhaften Wirkungen hin.

1. **Durchblutungsförderung**: Die Brennnessel kann die Durchblutung verbessern, indem sie die Blutgefäße erweitert und den Blutfluss erhöht. Eine gute Durchblutung ist entscheidend für eine gesunde erektile Funktion. Die verbesserte Durchblutung kann dazu beitragen, die Erektion zu unterstützen und die sexuelle Leistungsfähigkeit zu verbessern.

2. **Hormonelle Regulation**: Die Brennnessel kann dazu beitragen, das Gleichgewicht der Hormone im Körper zu unterstützen. Ein Ungleichgewicht von Hormonen wie Testosteron kann sich negativ auf die sexuelle Funktion auswirken. Die Brennnessel enthält bioaktive Verbindungen, die

möglicherweise die Produktion von Testosteron unterstützen und helfen, hormonelle Störungen auszugleichen.

3. **Entzündungshemmende Eigenschaften:** Entzündungen können eine Rolle bei der Entwicklung von Potenzproblemen spielen. Die Brennnessel hat nachweislich entzündungshemmende Eigenschaften und kann dazu beitragen, Entzündungen im Körper zu reduzieren. Durch die Verringerung von Entzündungen kann die Brennnessel möglicherweise zur Verbesserung der sexuellen Funktion beitragen.

Die Brennnessel kann auf verschiedene Arten zur Unterstützung der männlichen Vitalität und Potenz eingesetzt werden. Hier sind einige Möglichkeiten:

1. **Brennnessel-Tee**: Die Zubereitung eines Brennnessel-Tees ist eine einfache und beliebte Methode, um von den potenziellen Vorteilen der Pflanze zu profitieren. Verwenden Sie getrocknete Brennnesselblätter und übergießen Sie sie mit heißem Wasser. Lassen Sie den Tee für etwa 10 Minuten ziehen und trinken Sie ihn dann langsam. Der regelmäßige Konsum von Brennnessel-Tee kann die Durchblutung fördern und hormonelle Regulation unterstützen.

2. **Brennnessel-Extrakt**: Brennnessel-Extrakte sind konzentrierte Formen der Pflanze und können in flüssiger oder Kapsel-Form erhältlich sein. Diese Extrakte enthalten eine höhere Konzentration der bioaktiven Verbindungen der Brennnessel und können eine stärkere Wirkung haben. Es ist wichtig, die Dosierungsanweisungen zu befolgen.

3. **Brennnessel-Supplemente**: Es gibt verschiedene Nahrungsergänzungsmittel auf dem Markt, die Brennnessel

als Hauptbestandteil enthalten. Diese Präparate können in Form von Tabletten, Kapseln oder Pulvern erhältlich sein. Sie können als Ergänzung zur täglichen Ernährung eingenommen werden, um die männliche Vitalität zu unterstützen. Achten Sie darauf, hochwertige Produkte von vertrauenswürdigen Herstellern zu wählen.

4. **Frische Brennnessel im Essen**: Eine weitere Möglichkeit, die Brennnessel in die Ernährung einzubeziehen, ist die Verwendung frischer Brennnesselblätter in Gerichten. Sie können die jungen, zarten Blätter ernten, sie gründlich waschen und dann in Suppen, Salaten, Smoothies oder als Beilage zu anderen Gerichten verwenden. Die frischen Blätter enthalten viele Nährstoffe und können eine gesunde Ergänzung zur Ernährung sein.

Junge Brennnesselblätter lassen sich ähnlich wie Spinat zubereiten und zum Beispiel in einer köstlichen Quiche verwenden oder als delikate Frühlingskräutersuppe servieren. Ein Wildkräutersalat mit Brennnesseln, Giersch, Löwenzahn und Gänseblümchen ist ebenfalls eine wahre Gaumenfreude. Wenn es um Entgiftung geht, sind Brennnessel-Smoothies eine großartige Option. Diese lassen sich mit Zutaten wie Banane, Mango oder Avocado mixen und bieten eine erfrischende und gesunde Möglichkeit, die wertvollen Eigenschaften der Brennnessel zu genießen. Die Samen der Brennnessel sind ebenfalls ein wahres Powerfood für die Spermien und helfen bei männlicher Unfruchtbarkeit. Einfach über das Essen streuen.

Männer können ihre Spermien, wie bereits weiter oben erwähnt, mit Brennnesseltee unterstützen und zu Höchstleistungen anregen. Eine Teemischung mit den folgenden Zutaten kann ein regelrechtes „Spermiendoping" sein:

- ***Brennnesselkraut:*** Es ist ein männliches Powerfood, das bei schlechter Spermienqualität helfen kann. Die Samen und das Kraut der Brennnessel sind reich an Tocopherolen, die auch im Vitamin E, dem sogenannten „Fruchtbarkeitsvitamin", enthalten sind. Daher könnte der Konsum von Brennnesseltee die Spermienproduktion erhöhen und die Qualität der Spermien verbessern.
- ***Frauenmantel:*** Dieses Kraut enthält Gerbstoffe und kann bei Entzündungen im Unterleib helfen, die die männliche Fruchtbarkeit beeinträchtigen können.
- ***Kleinblütiges Weidenröschen:*** Es hat regenerierende Eigenschaften für die Prostata und kann älteren Männern dabei helfen, potenter und fruchtbarer zu sein. Im Alter nimmt oft auch die Fruchtbarkeit bei Männern ab, daher macht die Verwendung von kleinblättrigem Weidenröschen Sinn.

Es gibt auch einige Fertigprodukte auf dem Markt, die Brennnessel als Inhaltsstoff verwenden, wie beispielsweise „Urtica Dioica Ferro Culto D2" von Weleda bei Eisenmangel oder „Prostagutt Forte" bei Prostatabeschwerden, die Brennnesselwurzeln und Sägepalmfrüchte enthalten. Letzteres ist besonders wirksam bei beginnender Prostatahyperplasie, die die Potenz und Zeugungsfähigkeit beeinträchtigen kann.

Es ist jedoch wichtig, darauf hinzuweisen, dass Brennnessel bei manchen Menschen allergische Reaktionen auslösen kann, insbesondere bei Histaminintoleranz. Personen mit Herz- und Nierenproblemen sollten ebenfalls vorsichtig sein, wenn sie Brennnessel verwenden.

Abgesehen davon ist die Brennnessel eine heimische Pflanze, die sehr preiswert ist und leicht selbst gesammelt werden kann, oft am Waldrand. Es ist ratsam, hundefreie Sammelplätze zu wählen und nur bei trockenem Wetter zu sammeln, da die Brennnessel bei Regen leicht schimmeln kann. Die Brennnessel wächst praktisch überall und oft sind die Heilpflanzen, die in unserer unmittelbaren Umgebung wachsen, für uns am besten geeignet. In unserer modernen Gesellschaft ist es für die meisten Menschen von Vorteil, gelegentlich zu entschlacken, und hier kann Brennnesseltee während des Fastens oder zur Entschlackung im Frühling helfen, die Nieren anzuregen und das Blut zu reinigen. Regelmäßige Fastenkuren können die Fruchtbarkeit bei beiden Geschlechtern stärken.

Es ist wichtig zu beachten, dass die Wirkung von Brennnessel auf die männliche Vitalität und Potenz individuell variieren kann. Jeder Mensch reagiert unterschiedlich auf pflanzliche Mittel. Es wird empfohlen, vor der Anwendung von Brennnesselprodukten mit einem Arzt oder einem qualifizierten Kräuterexperten zu sprechen, insbesondere wenn Sie bereits Medikamente einnehmen oder gesundheitliche Bedenken haben.

Butea Superba - Die natürliche Kraft für die männliche Potenz

Ein erfülltes Liebesleben und eine starke Potenz sind für viele Männer von großer Bedeutung. Während es zahlreiche Potenzmittel auf dem Markt gibt, suchen manche Männer nach natürlichen Alternativen, um ihre sexuelle Leistungsfähigkeit zu verbessern. Eine Pflanze, die in diesem Zusammenhang immer mehr Aufmerksamkeit erhält, ist *Butea Superba.*

Butea Superba, auch bekannt als *„rote Kwao Krua*", ist eine Pflanze, die in den Wäldern Thailands und anderen südostasiatischen Ländern beheimatet ist. In der traditionellen thailändischen Medizin wird sie seit langem zur Steigerung der männlichen Vitalität und Potenz eingesetzt. Die Wurzeln der Pflanze enthalten eine Vielzahl von bioaktiven Verbindungen, darunter Flavonoide, Sterole und Alkaloide, die als potenzsteigernde Eigenschaften bekannt sind. Die Wirkungsweise von Butea Superba auf die männliche Potenz ist noch nicht vollständig erforscht, aber erste Studien deuten darauf hin, dass die Pflanze auf verschiedene Weisen wirksam sein könnte:

1. ***Steigerung des Testosteronspiegels:*** Testosteron ist ein wichtiges Hormon für die männliche sexuelle Funktion. Butea Superba könnte die Produktion von Testosteron unterstützen und so zu einer verbesserten sexuellen Leistungsfähigkeit beitragen.

2. ***Erhöhung der Durchblutung:*** Eine gute Durchblutung ist entscheidend für eine gesunde Erektion. Butea Superba kann die Durchblutung im Genitalbereich verbessern, indem es die Blutgefäße erweitert und den Blutfluss in den Schwellkörpern fördert.

3. ***Unterstützung der Libido:*** Butea Superba wird auch eine positive Wirkung auf die Libido zugeschrieben. Es könnte das sexuelle Verlangen steigern und das sexuelle Vergnügen erhöhen.

Zur Anwendung dieses natürlichen Potenzmittels

1. ***Nahrungsergänzungsmittel:*** Butea Superba ist als Nahrungsergänzungsmittel in Form von Kapseln oder Tabletten erhältlich. Diese werden oral eingenommen und können regelmäßig eingenommen werden, um die potenzsteigernden Effekte der Pflanze zu unterstützen. Es ist wichtig, die Anweisungen des Herstellers zu befolgen und die empfohlene Dosierung nicht zu überschreiten.

2. ***Extrakte:*** Neben Nahrungsergänzungsmitteln gibt es auch Butea Superba-Extrakte, die in flüssiger Form erhältlich sind. Diese Extrakte können zur Herstellung von Cremes oder Gelen verwendet werden, die auf den Genitalbereich aufgetragen werden. Die topische Anwendung kann dazu beitragen, die Durchblutung zu verbessern und die sexuelle Erregung zu steigern.

3. ***Kombination mit anderen natürlichen Potenzmitteln:*** Einige Produkte auf dem Markt enthalten eine Kombination aus Butea Superba und anderen natürlichen Inhaltsstoffen, die für ihre potenzsteigernden Eigenschaften bekannt sind. Solche Kombinationspräparate können eine synergetische Wirkung haben und die Wirksamkeit des Potenzmittels verstärken. Bei der Anwendung von Butea Superba als Potenzmittel ist es wichtig, realistische Erwartungen zu haben. Nicht jeder Mann wird die gleichen Ergebnisse erzielen, da die Wirkung von verschiedenen Faktoren wie dem individuellen Stoffwech-

sel und der Gesundheit abhängt. Es kann einige Zeit dauern, bis die potenzsteigernden Effekte spürbar werden, und es ist ratsam, das Potenzmittel über einen längeren Zeitraum einzunehmen, um die besten Ergebnisse zu erzielen.

Es ist auch wichtig zu beachten, dass natürliche Potenzmittel wie Butea Superba nicht von der FDA (Food and Drug Administration) reguliert werden und daher keine umfassenden klinischen Studien vorliegen, die ihre Wirksamkeit und Sicherheit nachweisen. Es ist ratsam, vor der Anwendung von Butea Superba oder anderen natürlichen Potenzmitteln mit einem Arzt zu sprechen, insbesondere wenn bereits bestehende Gesundheitsprobleme vorliegen oder andere Medikamente eingenommen werden.

Abschließend ist die Anwendung von Butea Superba als Potenzmittel eine natürliche Alternative für Männer, die ihre sexuelle Leistungsfähigkeit verbessern möchten. Es ist jedoch wichtig, eine verantwortungsbewusste und informierte Entscheidung zu treffen und bei Bedenken einen Arzt zu konsultieren.

Catuaba
Die „Lustpflanze" der Ureinwohner Südamerikas

Catuaba ist eine Pflanze, die in den tropischen Regenwäldern Südamerikas heimisch ist. Der Catuaba-Baum kann bis zu vier Meter groß werden und trägt gelbe und orange Blüten, aus denen dunkelgelbe Früchte entstehen. Die Rinde des Catuaba Baumes wird in der traditionellen Heilkunde des Amazonasgebiets verwendet und soll eine aphrodisierende Wirkung haben. Die Catuaba-Rinde wird zu Pulver vermahlen und als Tee getrunken, um die Potenz und Fruchtbarkeit beider Geschlechter zu stärken. Der Tee wirkt durchblutungsfördernd auf die Unterleibsorgane und kann somit luststeigernd wirken. Ein Rezept für den Tee ist einfach: 1 TL Catuaba Pulver in 1/2 Liter Wasser geben, 5 Minuten kochen und 15 Minuten ziehen lassen. Eine Tasse täglich trinken.

Die Ureinwohner Brasiliens und Venezuelas stellen neben dem Tee auch Alkohol-Tinkturen her, die ebenfalls als Potenzmittel und Aphrodisiakum verwendet werden. Der Catuaba-Wein, der mit einem Extrakt aus Catuaba versetzt ist, ist ebenfalls erhältlich. Catuaba ist auch als Nahrungsergänzungsmittel in Kapselform erhältlich. Allerdings werden die Inhaltsstoffe der Kapseln erst im Magen-Darm-Trakt aufgenommen, während sie bei einem Tee oder einer Alkohol-Tinktur bereits von der Mundschleimhaut aufgenommen werden können.

Es sei jedoch darauf hingewiesen, dass Catuaba bisher nur sehr wenig von der Wissenschaft erforscht wurde und somit noch viel über diese Pflanze unbekannt ist. In der Europäischen Union unterliegt Catuaba der Novel Food Bestimmung und ist als Tee oder in Kapselform erhältlich. Die Ureinwohner Brasiliens und Venezuelas verwenden Catuaba als traditionelles Aphrodisiakum und zur Potenzsteigerung bei männlicher Impotenz.

Cordyceps – der Alleskönner unter den Vitalpilzen

Cordyceps ist ein interessanter Pilz, der in den Bergregionen von Tibet, China und anderen asiatischen Ländern heimisch ist. Er wird auch als „chinesischer Raupenpilz" bezeichnet, da er ursprünglich auf Raupenlarven wächst. Cordyceps wird jedoch auch auf künstlichen Substraten gezüchtet und ist in verschiedenen Formen erhältlich, darunter als Pulver, Extrakt oder Kapseln.

In der traditionellen chinesischen Medizin wird Cordyceps seit Jahrhunderten zur Steigerung der Vitalität und als natürliches Potenzmittel verwendet. Er wird als adaptogenes Kraut beschrieben, das dem Körper hilft, sich an Stress anzupassen und das allgemeine Wohlbefinden zu verbessern. Cordyceps enthält eine Reihe von bioaktiven Verbindungen, darunter Polysaccharide, Aminosäuren, Flavonoide und Adenosine, die ihm seine potenziellen gesundheitsfördernden Eigenschaften verleihen.

Was die potenzsteigernde Wirkung betrifft, so wird vermutet, dass Cordyceps die Durchblutung fördert und die Sauerstoffversorgung im Körper verbessert. Dies kann zur Steigerung der sexuellen Leistungsfähigkeit und zur Verbesserung der Erektionsfähigkeit beitragen. Darüber hinaus kann Cordyceps die Energie und Ausdauer steigern, was ebenfalls von Vorteil sein kann. Die genauen Wirkungsmechanismen von Cordyceps sind noch nicht vollständig verstanden, aber einige Studien haben vielversprechende Ergebnisse gezeigt. Zum Beispiel wurde in einer Studie an männlichen Ratten festgestellt, dass die Verabreichung von Cordyceps-Extrakt die sexuelle Funktion verbesserte und die sexuelle Erregung und Penetration erhöhte. Es gibt auch Hinweise darauf, dass

Cordyceps eine positive Wirkung auf die Hormonproduktion haben kann, einschließlich der Steigerung des Testosteronspiegels, was sich wiederum auf die sexuelle Funktion auswirken kann.

Es ist wichtig zu beachten, dass die wissenschaftliche Forschung zu Cordyceps noch begrenzt ist und weitere Studien erforderlich sind, um seine potenziellen Wirkungen und die genauen Mechanismen besser zu verstehen. Zudem können individuelle Ergebnisse variieren, da jeder Körper anders reagiert. Wenn Sie Cordyceps als natürliches Potenzmittel ausprobieren möchten, ist es ratsam, hochwertige Produkte von vertrauenswürdigen Quellen zu beziehen und die empfohlene Dosierungsempfehlung zu beachten. Es ist auch wichtig, Rücksprache mit einem Arzt oder einem qualifizierten Gesundheitsexperten zu halten, insbesondere wenn Sie bereits andere Medikamente einnehmen oder gesundheitliche Bedenken haben.

Abschließend kann gesagt werden, dass Cordyceps aufgrund seiner traditionellen Verwendung und einiger vielversprechender Studien als natürliches Potenzmittel betrachtet wird. Es ist jedoch wichtig, realistische Erwartungen zu haben und sich bewusst zu sein, dass pflanzliche Nahrungsergänzungsmittel allein keine Wunder bewirken können.

Damianablätter -
Die mexikanische Geheimwaffe für die weibliche Fruchtbarkeit

In Mexiko werden Damianablätter traditionell verwendet, um die sexuellen Organe von Frauen zu tonisieren, insbesondere wenn die Menstruationsblutung schwach ist. Damianablätter sollen die Fruchtbarkeit von Frauen stärken und die sexuelle Lust wecken. Diese Blätter sind auch hilfreich, wenn die Menstruationsblutung längere Zeit ausbleibt und zu weiblicher Unfruchtbarkeit führt. Am besten werden Damianablätter in der zweiten Hälfte des Menstruationszyklus in Form von Tee eingenommen. Wenn Sie kurz vor Ihrer Periode einen Tee mit Damianablättern trinken, können Sie oft Schmerzen lindern und auf schmerzlindernde Medikamente verzichten. Sie können die warmen Teeblätter auch auf Ihren Bauch legen.

In der ersten Hälfte des Zyklus fördert der Tee den Eisprung, steigert die Libido und unterstützt die Empfängnis. Ein erfolgreicher Eisprung ist entscheidend für eine Schwangerschaft. Frauen sind um den Eisprung herum am fruchtbarsten. Warme Damianablätter wirken krampflösend auf den Unterleib und stärken die weibliche Sexualität.

Sowohl beide Partner können über einen längeren Zeitraum einen Tee aus Damianablättern trinken, wenn die Libido schwach ist und die Fortpflanzungsorgane nicht richtig funktionieren. Eine schöne Variante ist ein Tee mit etwas Nelken, Zimt und Vanille oder Sie geben die Damianablätter in ein Marmeladenglas, füllen es mit Rum auf und lassen es gut durchziehen. Nach vier Wochen können Sie den Tee abseihen und vor dem Sex ein Stamperl trinken. Damianablätter sind ein gut verträgliches Aphrodisiakum für beide Geschlechter, und insbesondere die „Rum-Variante“ spricht auch Männer an, die dem Tee-Trinken normalerweise wenig abgewinnen können. Die Firma Loges bietet ein Präparat aus Damianablättern an.

Wichtig: Schwangere sollten Damianablätter nicht verwenden, ebenso wie Frauen mit zu starker Menstruationsblutung. Damianablätter werden oft mit anderen menstruationsfördernden Kräutern gemischt und als Eisprungtee getrunken. Dieser soll das sogenannte Post-Pill-Syndrom behandeln, bei dem Frauen nach langer Pilleneinnahme an Amenorrhoe (Ausbleiben der Menstruation), fehlendem Eisprung und Unfruchtbarkeit leiden.

Ich werde gleich auf diese Teemischung eingehen, die Ihre Chancen erheblich steigert, schwanger zu werden. Doch vorneweg: Wenn Sie jahrelang die Pille genommen haben, sollten Sie Ihre Leber und Ihre Nieren entgiften, da diese Schwerstarbeit beim täglichen Abbau der Pille leisten mussten.Für die Leber nehmen Sie *Hepatic* von Soluna (*morgens 5 Tropfen in einem Glas Wasser*). Sie können aber auch Mariendistelräparate zur Regeneration der Leber nehmen z. B. *carduus marianus* von Weleda, *Mariendistelkapseln* von Altapharma oder *Mariendisteltonikum* von Salus.

Ebenfalls geeignet ist das *Schüsslersalz Nr. 4* (*kalium chloratum*). Es reinigt den Körper vor Giftstoffen wie bei einer Impfung, einer Narkose, eines Antibiotikums oder eben der Pille. Um die Niere zu reinigen, trinken Sie Brennnesseltee oder nehmen *Renalin* von Soluna. Auch frisch zubereiteter Beifußtee reguliert das Hormonsystem, wirkt stark entgiftend und hilft regelmäßig einen Eisprung zu bekommen und leichter schwanger zu werden. Der Eisprungtee besteht aus einer Mischung der folgenden Zutaten, die Sie in Ihrer Apotheke mischen lassen können.

Erzengelwurz: Diese Pflanze ist besonders wirksam bei Regelkrämpfen und einem gestressten Bauch. Sie regt den Eisprung effektiv an.

Beifußkraut: Beifuß wurde in verschiedenen Kulturen, wie zum Beispiel bei den Indianerinnen mit ihren Schwitzhüttenritualen, traditionell zum Räuchern verwendet, um Altes loszulassen und Neuanfänge zu unterstützen. In der Küche kennt man Beifuß als Gewürz für Gänsebraten, da er die Verdauung verbessern soll. In der Frauenheilkunde ist Beifuß eine unverzichtbare Pflanze. Er fördert den Fluss von allem, was ins Stocken geraten ist, und kann daher entgiftend wirken. Beifuß bringt auch die Menstruation zum Fließen und lindert Regelkrämpfe.

Wenn Sie Beifußtee bei abnehmendem Mond trinken, werden Sie feststellen, dass Sie mehr schwitzen als gewöhnlich, mehr Urin ausscheiden und Ihre Menstruation stärker ist, während Ihre Verdauung sich verbessert. Bei längerer Pilleneinnahme mit unregelmäßigen oder sehr schwachen Perioden ist Beifußtee besonders empfehlenswert. Zudem regt Beifuß die Hypophyse an, was bei einem unregelmäßigen Zyklus sehr vorteilhaft ist.

Der Beifuß unterstützt das Hormonsystem und ermöglicht es dem Zyklus, sich nach dem Absetzen der Pille wieder einzupendeln, sodass die Eisprünge regelmäßiger werden, ähnlich wie die Menstruation. Der Beifuß wird mit der Mondgöttin Artemis in Verbindung gebracht, da der Mond unsere Menstruationszyklen beeinflusst. Viele Frauen menstruieren zum Beispiel bei Vollmond.

Damianablätter: In Mexiko, der Heimat der Damianapflanze, werden die Blätter verwendet, um die weiblichen Sexualorgane zu tonisieren, insbesondere wenn die Menstruation tendenziell zu schwach ist.

Eisenkraut: Eisenkraut ist eine Pflanze, die oft in der Nähe von Burgen zu finden ist, wo früher viele Schlachten stattfanden. Es wirkt über die Hypophyse auf den Eisprung und die Menstruation und wird der ägyptischen Mondgöttin Isis zugeordnet. Eisenkraut ist eine stark fruchtbarkeitssteigernde Pflanze. Es regt die Ausschüttung des follikelstimulierenden Hormons (FSH) an und sollte daher in jedem Eisprungtee enthalten sein, insbesondere wenn Sie ihn in der ersten Zyklushälfte trinken. In der zweiten Zyklushälfte fördert es die Menstruationsblutung. Eisenkraut enthält das wehenanregende Verbenalin, weshalb es während der Schwangerschaft vermieden werden sollte. Das sehr bitter schmeckende Verbenalin kann jedoch die Geburt erleichtern.

Rosmarin: Rosmarin wird traditionell mit in den Brautkranz geflochten, um die Liebe des Brautpaares ewig jung zu halten. Denn was hält eine Liebe am besten jung? Erfüllte Sexualität und Nachwuchs, wenn ein Paar sich das wünscht. Rosmarin wirkt hier wunderbar, da er den Kreislauf anregt und eine sanfte aphrodisierende Wirkung hat. Besonders geeignet ist Rosmarin für Vata-Frauen, die häufig frieren, kalte Füße und einen kalten Unterleib (Bauch und Nierengegend) haben und deshalb ihre Sexualität nicht genießen können. Zudem fördert Rosmarin die Menstruationsblutung, wenn sie zu schwach ist, und stärkt die Eierstöcke.

Wenn Sie den Eisprungtee in der ersten Zyklushälfte trinken, fördert er Ihre Fruchtbarkeit und Libido. In der zweiten Zyklushälfte erleichtert er die Menstruationsblutung und lindert Schmerzen während der Menstruation.

Beachten Sie bitte, dass Sie den Eisprungtee nicht trinken sollten, wenn Sie schwanger sein könnten. Bei ausgebliebener Menstruation sollten Sie immer einen Schwangerschaftstest durchführen und am besten einen Termin beim Frauenarzt vereinbaren. Trinken Sie den Tee auch nicht, wenn Sie bereits starke Blutungen haben, da er die Menstruation fördert und verstärkt.

„Ungefährlicher“ für die weibliche Fruchtbarkeit als der Eisprungtee sind folgende Tipps:

Das Komplexmittel Ovaria comp von Wala kann in der ersten Zyklushälfte dazu beitragen, den weiblichen Eierstöcken auf die Sprünge zu helfen. Sie können es innerlich als Ampulle einnehmen oder von Ihrer Ärztin oder Heilpraktikerin in den Unterleib injizieren lassen. Ovaria comp hilft bei Fruchtbarkeitsstörungen wie einer ovarialen Insuffizienz, bei der die Eierstöcke und Eileiter verklebt sind und nicht richtig funktionieren. Es fördert den Eisprung und reguliert den Zyklus.

Auch bei hormonellen Schwankungen nach der Einnahme der „Anti-Baby-Pille“ ist dieses homöopathische Mittel hilfreich, da es die Hormonproduktion anregt und östrogenisierend wirkt. Bitte nehmen Sie es nicht ein, wenn Sie allergisch gegen Bienen sind, da Ovaria comp Bienengift enthält. Nehmen Sie täglich 3-mal 3 Globuli ein.

Das Follikelhormon synth. D 12 von Staufen Pharma wird zur Anregung des Eisprungs am 8., 10. und 12. Tag des weiblichen Zyklus eingenommen. Nehmen Sie morgens 10 Globuli ein.

Bryophyllum von Weleda wird aus der Pflanze „Keimzumpe“ gewonnen, die bekannt für ihre fruchtbarkeitsfördernde Wirkung ist. Sie unterstützt die Einnistung des Embryos in der zweiten Hälfte des Zyklus. Bryophyllum wird in der Frühschwangerschaft eingenommen, da es beruhigend wirkt und frühe Wehen lindert oder verhindert, um die Schwangerschaft aufrechtzuerhalten. Die empfohlene Dosierung beträgt täglich zwei Messerspitzen.

Pulsatilla: Manchmal kann auch eine homöopathische Konstitutionstherapie helfen, insbesondere wenn Sie bereits verschiedene Ansätze zur Empfängnis versucht haben und körperlich alles in Ordnung ist. Pulsatilla, auch bekannt als Küchenschelle, eignet sich besonders gut für Frauen mit Kinderwunsch, die bereits Verzweiflung und Fehlgeburten erlebt haben. Wie können Sie herausfinden, ob Pulsatilla in der umfangreichen Welt der Homöopathie das Richtige für Sie ist? Vielleicht erkennen Sie sich in der Geschichte der Pulsatilla wieder.

»Es war einmal eine wunderschöne Prinzessin mit blonden Haaren und großen blauen, sanftmütigen und träumerisch melancholischen Augen. Die Prinzessin lebte mit ihren Hofdamen in einem bezaubernden Schloss. Jeden Abend ließ die Prinzessin ihren Blick in die Ferne schweifen und träumte von ihrem edlen Ritter, der auf seinem schwarzen Pferd zu ihr reiten würde, um sie vor den Unwägbarkeiten des Lebens zu beschützen. Am meisten wünschte sich die Prinzessin viele kleine Kinder und ihre

Augen füllten sich mit Tränen, wenn sie nur daran dachte. Sie glaubte mit aller Kraft an die große Liebe und wenn sie in unserer Zeit leben würde, würde sie sich jeden Film mit Meg Ryan ansehen und vor Rührung tonnenweise Taschentücher verbrauchen. Am schönsten fand sie den Gedanken daran, wie der Held die Tränen der Prinzessin trocknete und sie in seine starken Arme schloss.

Eines Tages ritt ein edler Ritter auf einem schwarzen Pferd zum Schloss der Prinzessin und bat um ihre Hand. Doch was geschah mit unserer Prinzessin? Vor lauter Nervosität vor dem Rendezvous bekam sie kalte Füße und eine heftige Blasenentzündung. Vor Schreck bekam sie auch noch ihre Periode und fühlte sich elend. Ihre Stimmung schwankte stark. Sie musste das Date absagen und blieb für immer unverheiratet und kinderlos.«

Kommen Ihnen diese Ereignisse bekannt vor? Das Pulsatilla-Konstitutionsmittelbild ist häufig bei Frauen mit PMS-Symptomen (Schwermut, Trauer, Tränen, sehr wechselhafte Stimmung und Beschwerden) sowie einer Neigung zu Blasenentzündungen vor Verabredungen und dem Geschlechtsverkehr mit dem gewünschten Partner. Es ist verständlich, dass Pulsatilla-Frauen es in der heutigen Zeit schwer haben, einen Mann zu finden und schwanger zu werden, obwohl Sie eigentlich mit ihrer liebevollen sanftmütigen Ausstrahlung auf viele Männer einen unwiderstehlichen Reiz ausüben und den männlichen Beschützerinstinkt wecken.

Pulsatilla-Frauen, die schwanger werden wollen, können zusätzlich zu ihrem Eisprungtee eine sogenannte Pulsatilla – Kur machen. Nehmen Sie ab dem ersten Tag nach Ihrer Regel jeden Tag 5 Globuli D 12 ein bis zu dem Einsetzen Ihrer Blutung, machen Sie dann eine Pause und fangen Sie erst nach Ihrer Regel wieder an.

DHEA – das Anti Aging und Fruchtbarkeitshormon

Das Hormon DHEA, auch bekannt als Anti-Aging- und Fruchtbarkeitshormon, wird in der Nebennierenrinde produziert und in Testosteron/Androstendion umgewandelt, was wiederum Estradiol oder Östron bildet. Es fungiert als Vorstufenhormon (*Prohormon*) und besitzt auch eine schwache androgene Wirkung.

DHEA kann hilfreich sein bei Libido-Problemen und Kinderwunsch, insbesondere bei Frauen mit geringer Eizellreife und schwacher Reaktion auf eine künstliche Stimulation der Eierstöcke. Ein ausgewogener DHEA-Spiegel kann zur Reifung der Eier beitragen. Es ist faszinierend zu sehen, dass wir Testosteron oft verteufeln, aber es in Östrogen umwandeln können. Testosteron ist definitiv notwendig für die Follikelentwicklung und -reifung. Bei polyzystischem Ovar-Syndrom (PCOS), einer Störung der Eizellreifung, ist Testosteron häufig erhöht und wird medikamentös gesenkt, da hohe Testosteronwerte den Eisprung beeinträchtigen können. Jedoch können auch sehr niedrige Testosteron- und DHEA-Werte ungünstig sein. In solchen Fällen kann eine DHEA-Ergänzung bei Kinderwunsch helfen, schwanger zu werden.

Sowohl Testosteron als auch DHEA können die männliche und weibliche Fruchtbarkeit fördern. Testosteron ist nicht nur ein „böser Bube“ für Frauen. DHEA fördert den Eisprung durch die Bildung von Östrogen, jedoch greift diese Erklärung meines Erachtens zu kurz und bedient das Schema, dass „männliche Hormone“ „männliche Eigenschaften“ und „weibliche Hormone“ „weibliche Eigenschaften“ bewirken. Ein Mangel an DHEA bedeutet immer einen Hormonmangel und kann zu vorzeitigem Altern, verminderter Leistungsfähigkeit, Unfruchtbarkeit bei Frauen und Zeugungsunfähigkeit bei Männern führen. Die höchste Produktion von DHEA wird zwischen dem 25. und 30. Lebensjahr erreicht und nimmt danach im Blut ab.

DHEA wird positive Effekte auf die Libido, Muskelmasse und das Immunsystem zugeschrieben. Es ist besonders wichtig bei Nebennierenrinden-Erkrankungen mit Hormonschwäche. Es hilft, wenn der Körper aufgrund von Stress und Alter an Vitalität verliert, müde, schlapp und anfällig für Krankheiten wird.

DHEA und seine Auswirkungen auf die Fruchtbarkeit und sexuelle Gesundheit

DHEA, auch bekannt als *Dehydroepiandrosteron*, spielt eine bedeutende Rolle bei der Unterstützung der Eierstockfunktion und der Verbesserung der Fruchtbarkeit bei Frauen. Es hat gezeigt, dass es die Wahrscheinlichkeit von Gendefekten reduziert und das Risiko von Fehlgeburten senkt. Besonders Frauen mit einer verringerten Eizellreserve oder solche, die nicht gut auf eine Stimulation während einer Kinderwunschbehandlung ansprechen, können von DHEA profitieren. Es fördert die Reifung der Eizellen und trägt zur Aufrechterhaltung einer gesunden Schwangerschaft bei.

Aus diesem Grund sollte der DHEA-Spiegel bei Frauen mit Problemen während der Schwangerschaft, insbesondere bei erhöhter Anfälligkeit für Fehlgeburten, engmaschig überwacht werden. Gegebenenfalls kann ein Supplement verabreicht werden, um einen möglichen Mangel auszugleichen.

DHEA kann auch bei Frauen einen Östrogenmangel ausgleichen und bei Männern einen Testosteronmangel korrigieren. Die Umwandlung von DHEA in Androgene, einschließlich Testosteron, kann zu einer Steigerung der sexuellen Lust und Intensität des Orgasmus führen.

Eine vaginale Anwendung von DHEA ist eine wirksame Behandlungsmethode gegen Scheidenatrophie, da sie bei Scheidentrockenheit hilft und dazu beiträgt, dass der Geschlechtsverkehr für Frauen angenehmer wird, da er weniger schmerzhaft ist und die natürliche Feuchtigkeit besser erhalten bleibt. DHEA spielt auch eine wichtige Rolle bei der Behandlung von Libidostörungen bei Männern, da es niedrige Testosteronwerte ausgleichen kann.

Ein Testosteronmangel ist eine der häufigsten organischen Ursachen für männliche Impotenz und Unfruchtbarkeit. Ähnliches gilt für Frauen, die schwanger werden möchten und mit einem Hormonmangel, einschließlich Östrogen, Progesteron und Testosteron, zu kämpfen haben.

Es ist wichtig zu beachten, dass Hormone immer in Absprache mit einem behandelnden Arzt eingenommen werden sollten. Mit Ausnahme von Pregnenolon sind Hormone verschreibungspflichtig und sollten nur nach einem gründlichen Hormoncheck (Blut- und Speicheltest) von einem Arzt, der während der Einnahme betreut, verabreicht werden. Dies liegt daran, dass synthetische Hormone erhebliche Nebenwirkungen wie ein erhöhtes Krebsrisiko, ein erhöhtes Risiko für Herzinfarkte, Schlaganfälle, Thrombosen oder Embolien haben können.

Epimedium: Die natürliche Pflanze für bessere Potenz und sexuelles Verlangen

Das „Ziegenkraut", in der Botanik als Elfenblume (*Epimedium*) bekannt, hat seinen Namen aufgrund einer Legende erhalten. Es wird behauptet, dass Ziegenhirten die aphrodisierende Wirkung dieser Pflanze entdeckten. Angeblich zeigten Ziegen ein erhöhtes sexuelles Verhalten, nachdem sie Blätter des Krauts gefressen hatten. Aus diesem Grund füttern Bauern das Kraut ihren Zuchttieren (nicht nur Ziegen), wenn diese unter Impotenz leiden.

Die Elfenblume enthält zwei aphrodisierende Wirkstoffe: Alkaloide und Glykoside, die beide anregende und durchblutungsfördernde Eigenschaften auf die Geschlechtsorgane und die Libido haben. In der Tiermedizin wird das Ziegenkraut bei männlicher Impotenz eingesetzt. Allerdings zeigen auch Brenneselsamen ähnliche luststeigernde und potenzstärkende Effekte. Diese Samen erhöhen die Samenproduktion bei Tieren und werden daher in das Futter gemischt.

Epimedium, auch bekannt als „Horny Goat Weed" oder „Barrenwort", hat eine lange Geschichte in der traditionellen chinesischen Medizin als natürliche Lösung für Potenzprobleme und sexuelle Schwierigkeiten. In diesem Kapitel werden wir uns eingehend mit den Eigenschaften von Epimedium als wirksames Potenzmittel und Aphrodisiakum beschäftigen und die neuesten Erkenntnisse zu diesem faszinierenden Kraut untersuchen.

Die Geschichte von Epimedium

Die Verwendung von Epimedium zur Förderung der sexuellen Gesundheit und Potenz reicht Jahrhunderte zurück. Bereits im alten China wurde es von chinesischen Ärzten als Tonikum eingesetzt, um die Libido zu steigern und Erektionsprobleme zu behandeln. Die Erfahrungen aus der traditionellen chinesischen Medizin haben die Aufmerksamkeit der modernen Forschung auf Epimedium gelenkt.

Wirkungsweise von Epimedium

Epimedium enthält eine Vielzahl von bioaktiven Verbindungen, von denen das *Icariin* als Hauptwirkstoff betrachtet wird. Icariin hat eine ähnliche Wirkungsweise wie das bekannte Medikament Viagra, da es als natürlicher PDE-5-Hemmer fungiert. Es blockiert das Enzym, das für den Abbau von cGMP verantwortlich ist, und fördert somit die Durchblutung des Penis, was zu einer verbesserten Erektion führt.
Darüber hinaus wird angenommen, dass Epimedium die Produktion von Stickstoffmonoxid (NO) im Körper erhöht. NO ist entscheidend für die Entspannung der Blutgefäße und ermöglicht eine bessere Durchblutung im Genitalbereich. Dies trägt zur Steigerung der sexuellen Leistungsfähigkeit bei.

Potenzsteigernde Eigenschaften von Epimedium

Epimedium wird oft von Männern mit erektiler Dysfunktion oder vorübergehenden Erektionsproblemen als natürliche Alternative verwendet. Durch die verbesserte Durchblutung des Penis kann Epimedium dabei helfen, die Qualität der Erektionen zu verbessern und die sexuelle Leistungsfähigkeit zu steigern. Einige Studien haben auch gezeigt, dass Epimedium die Testosteronproduktion stimulieren kann, was weitere Vorteile für die sexuelle Gesundheit haben kann.

Libido-Steigernde Wirkung von Epimedium

Epimedium wird nicht nur zur Steigerung der Potenz eingesetzt, sondern gilt auch als effektives Aphrodisiakum. Es kann die Libido sowohl bei Männern als auch bei Frauen steigern und das sexuelle Verlangen anregen. Epimedium wird angenommen, die Freisetzung von Dopamin im Gehirn zu erhöhen, was zu erhöhten Lustempfindungen führen kann. Im Folgenden werden einige der gesundheitlichen Vorteile von Epimedium näher erläutert:

Potenzsteigerung und sexuelle Gesundheit: Epimedium ist vor allem für seine potenzsteigernden Eigenschaften bekannt. Es wird angenommen, dass die darin enthaltenen Verbindungen, insbesondere Icariin, die Durchblutung verbessern und die Funktion der Blutgefäße im Genitalbereich fördern. Dadurch kann Epimedium zur Verbesserung der Erektionsfähigkeit bei Männern beitragen und die sexuelle Leistungsfähigkeit insgesamt steigern.

Libido-Steigerung: Epimedium wird auch als Aphrodisiakum geschätzt, da es die Libido bei beiden Geschlechtern steigern kann. Es wird angenommen, dass die bioaktiven Verbindungen in Epimedium die Freisetzung bestimmter Neurotransmitter im Gehirn beeinflussen, die das sexuelle Verlangen und die Lust steigern können.

Verbesserung der kognitiven Funktionen: Einige Studien deuten darauf hin, dass Epimedium auch positive Auswirkungen auf die kognitiven Funktionen haben kann. Es wird angenommen, dass es neuroprotektive Eigenschaften besitzt und das Gehirn vor oxidativem Stress schützt. Dies könnte zur Verbesserung der Gedächtnisleistung und der kognitiven Funktionen beitragen.

Unterstützung des Immunsystems: Epimedium wird auch aufgrund seiner immunmodulierenden Eigenschaften geschätzt. Es wird angenommen, dass es das Immunsystem stimuliert und die Aktivität der Immunzellen fördert, was zu einer verbesserten Abwehr gegen Krankheitserreger führen kann.

Anti-Aging-Effekte: Epimedium wird auch oft als „Anti-Aging-Kraut" bezeichnet. Es wird angenommen, dass es antioxidative Eigenschaften hat und den Körper vor Schäden durch freie Radikale schützt. Dies kann zur Verlangsamung des Alterungsprozesses beitragen und die allgemeine Gesundheit und Vitalität unterstützen.

Es ist wichtig anzumerken, dass die meisten der genannten Vorteile auf präklinischen Studien und traditioneller Verwendung beruhen. Weitere klinische Studien sind erforderlich, um diese Vorteile zu bestätigen und eine sichere und wirksame Anwendung von Epimedium zu gewährleisten. Wie bei jeder Ergänzung oder Behandlung ist es ratsam, vor der Anwendung von Epimedium einen Arzt zu konsultieren, insbesondere wenn man bereits bestehende gesundheitliche Probleme hat oder Medikamente einnimmt.

Erzengelwurz – Power für die „unlustige" Frau

Die Angelika, auch bekannt als echte Engelwurz oder Erzengelwurz, wächst wild in ganz Europa auf Wiesen und an Flussufern. Insbesondere die Wurzel enthält viele wirksame Inhaltsstoffe und wird in zahlreichen „Lebenselixieren" verarbeitet. Der Name *Erzengelwurz* leitet sich von der Vorstellung ab, dass an Orten, an denen Engelwurz wächst, viele Engel präsent sind. Die echte Engelwurz hat stimulierende Eigenschaften auf die Gebärmutter. Sie gilt als eine der besten Pflanzen bei chronisch schmerzhaften Menstruationsblutungen und als eines der besten Tonika zur Stärkung der weiblichen Geschlechtsorgane, da sie diese nährt und die Fruchtbarkeit fördert.

Erzengelwurz verbessert die Durchblutung der Geschlechtsorgane, stärkt sie und fördert ihre Funktion. Ein gut durchbluteter Unterleib kann natürlich mehr Lust empfinden als ein kalter und fröstelnder. Wir Frauen können den durchblutungsfördernden Effekt auch für unsere Schönheit nutzen, denn die echte Engelwurz verleiht uns ein jugendlicheres Aussehen und hilft bei Scheidentrockenheit, die insbesondere in den Wechseljahren viele ältere Frauen belastet und die Lust auf Sex mindern kann.

Die chinesische Engelwurz (*Angelica sinensis*) ist eine Pflanze aus der Gattung der Engelwurzen und gehört zur Familie der Doldenblütler und ist in China heimisch. Die chinesische Engelwurz hat sich jedoch auf natürliche Weise auf der ganzen Welt verbreitet. Die Pflanze wächst aufrecht, hat einen hohlen, runden und gerillten Stängel und kann bis zu zwei Meter hoch werden. Die Blätter der chinesischen Engelwurz sind groß, gezahnt und gefiedert. Der Blütenstand ähnelt einer halbkugelförmigen Dolde und kann einen Durchmesser von bis zu 15 cm erreichen. Auch hier wird für Heilzwecke die Wurzel oder das Rhizom der Pflanze verwendet, das beispielsweise zu Extrakten verarbeitet oder direkt angewendet wird. Die chinesische Engelwurz unterstützt das Hormongleichgewicht bei Frauen, verbessert und reguliert den Menstruationszyklus, fördert die Reifung der weiblichen Eizellen und gleicht den Hormonspiegel aus. Daher kann sie als natürliche Unterstützung für die Empfängnis angewendet werden. Sie lindert auch prämenstruelle Beschwerden, da sie die Durchblutung der Gebärmutter erhöht, was Menstruationskrämpfen vorbeugt und die Fruchtbarkeit steigert.

Während der Wechseljahre hilft die Engelwurz, Hitzewallungen und andere Beschwerden zu reduzieren.
Cave: Bitte nehmen Sie die echte Engelwurz und ihre chinesische Variante nicht in der Schwangerschaft, weil sie zu stark auf die Gebärmutter wirken und auch nicht bei hohem Blutdruck. Gehen Sie zudem nicht zu sehr in die Sonne, das ätherische Öl der echten Engelwurz kann lichtempfindlich machen.

Der betörende Duft des Frangipani aus Kambodscha

Die Frangipanibäume verzaubern mit ihren wunderschönen Blüten, die einen herrlichen Duft verbreiten. Die Blüten der Frangipani leuchten in den Farben rosarot, selten auch gelb oder rot, und ihr Duft ist intensiv. Der Frangipani, auch bekannt als westindischer Jasmin oder Tempelbaum, gehört zur Familie der Hundsgiftgewächse und hat seinen Ursprung in Puerto Rico, Mexiko und den kleinen Antillen. Auf den Westindischen Inseln wird diese Pflanze als Symbol für Unsterblichkeit verehrt. Die duftenden Blüten werden gerne zur Parfümherstellung verwendet und sollen aphrodisierend auf Männer wirken. In Kambodscha hat jedes Kloster, jede Pagode ihren eigenen Frangipanibaum, dessen betörender Duft vor allem abends zur Geltung kommt.

Es wird berichtet, dass bereits im Jahr 1770 Frangipanibäume in den kaiserlichen Gärten von Wien kultiviert und jedes Jahr zum Blühen gebracht wurden. Die Blüten dienen zur Herstellung der berühmten Blütenketten, die Touristen in Hawaii um den Hals gelegt werden. Im Buddhismus werden sie als Opfergaben an die Götter verwendet und symbolisieren Unsterblichkeit.

Der Duft des Frangipani zählt zu den angenehmsten Düften der Tropen. Möglicherweise wurde der Baum nach dem berühmten italienischen Parfümeur Frangipani benannt, dessen gleichnamiges Parfüm im 12. Jahrhundert die Menschen verzauberte, oder nach dem Botaniker Mercutio Frangipani, der den Baum im 15. Jahrhundert systematisch erforschte. Unabhängig von der Namensherkunft besitzt der Duft des Frangipani eine entspannende und sinnliche Wirkung. Daher wird er häufig als Duftkomponente in Duschgels und Bodylotions verwendet. Einfach einen Tropfen Frangipani zur Pflegecreme hinzufügen.

Frangipani entfaltet auch einen herrlichen Duft, wenn es als Bestandteil in Massageöl verwendet wird (*1 Tropfen Frangipani, 1 Tropfen Jasmin, 1 Tropfen Patchouli*). Dieses Öl wirkt aphrodisierend und lässt Frauen sich vollkommen weiblich, begehrenswert, sinnlich und erotisch fühlen. Da Frangipani auch auf Männer aphrodisierend wirken soll, steht einem aufregenden Liebesspiel nichts mehr im Wege. Frangipani kann die Produktion von Enkephalinen anregen.

Diese chemischen Botenstoffe wirken stimmungsaufhellend und können Schmerzen lindern. Ein Mangel an Enkephalinen kann Melancholie und Mutlosigkeit hervorrufen. Zudem wird die Produktion von Endorphinen angeregt, was die psychische Stabilität fördert. Das ätherische Öl des Frangipani kann daher auch bei schlechter Laune und Energielosigkeit am Arbeitsplatz euphorisierend wirken. Einfach etwas Frangipani in die Duftlampe geben.

Achtung: Die Frangipanipflanze gehört zur Familie der Hundsgiftgewächse und ist giftig. Besonders ihr milchiger Pflanzensaft enthält schädliche Substanzen, die Symptome wie Rötungen, Ausschlag, Erbrechen und Durchfall verursachen können, sowohl bei Menschen als auch bei Tieren. Jedoch ist ätherisches Frangipaniöl in kosmetischen Produkten oder Parfums äußerlich angewendet gut verträglich und kann die Libido steigern.

Gingko biloba – der Durchblutungsbooster

Ginkgo, auch bekannt als *Ginkgo biloba*, ist eine uralte Baumart, die für ihre vielfältigen gesundheitlichen Vorteile geschätzt wird. Obwohl Ginkgo nicht spezifisch als natürliches Potenzmittel gilt, wird es oft mit Verbesserungen der sexuellen Funktion und Potenz in Verbindung gebracht. Hier sind einige interessante Informationen über Ginkgo in Bezug auf seine potenzielle Wirkung auf die sexuelle Gesundheit:

1. durchblutungsfördernde Eigenschaften: Ginkgo wird häufig für seine Fähigkeit gelobt, die Durchblutung im Körper zu verbessern. Eine gute Durchblutung ist für eine gesunde sexuelle Funktion von entscheidender Bedeutung, da eine ausreichende Blutversorgung für eine Erektion erforderlich ist. Ginkgo kann helfen, den Blutfluss zu den Genitalien zu verbessern und so die Potenz und sexuelle Leistungsfähigkeit zu unterstützen.

2. antioxidative Wirkung: Ginkgo enthält eine hohe Konzentration an Antioxidantien, die dabei helfen können, den Körper vor Schäden durch freie Radikale zu schützen. Freie Radikale können die Blutgefäße schädigen und die sexuelle Gesundheit beeinträchtigen. Indem es als starkes Antioxidans wirkt, kann Ginkgo dazu beitragen, die allgemeine Gesundheit der Blutgefäße zu verbessern und mögliche Schäden zu minimieren.

3. Stressabbau und Stimmungsaufhellung: Stress, Angstzustände und eine schlechte Stimmung können sich negativ auf die sexuelle Leistungsfähigkeit auswirken. Ginkgo hat stressreduzierende Eigenschaften und kann dazu beitragen, eine positive Stimmung zu fördern. Indem es Stress abbaut und die Stimmung verbessert, kann Ginkgo indirekt das sexuelle Verlangen und die sexuelle Leistung unterstützen.

Anwendungsbereiche von Ginkgo:

- Symptomatische Behandlung von Gedächtnisstörungen, Konzentrationsstörungen, Schwindel, Ohrensausen, Kopfschmerzen und Tinnitus.
- Vorbeugung und Behandlung von Demenz, Verbesserung altersbedingter kognitiver Einschränkungen, Steigerung der Lebensqualität sowie Stärkung von Libido und Potenz.
- Symptomatische Behandlung von arteriellen Durchblutungsstörungen, die mit schweren Beinen, kalten Händen und Füßen einhergehen.

Ginkgo schützt das Gehirn und verbessert das Gedächtnis. Ginkgo hält das Gehirn jung, indem es die Durchblutung und Fließeigenschaften des Blutes verbessert. Dadurch kann es auch zur Vorbeugung von Schlaganfällen und Herzinfarkten beitragen. Sie fragen sich möglicherweise, was das mit der Potenz zu tun hat? Nun, es hat tatsächlich eine große Bedeutung. Wenn der Penis und die Hoden nicht ausreichend durchblutet sind, kann Impotenz auftreten. Durchblutungsstörungen, die bei Diabetes und im Alter häufig auftreten, können bei Männern zu Impotenz und Unfruchtbarkeit führen. Eine regelmäßige Einnahme von Ginkgo-Präparaten, die aus den Blättern des Ginkgo-Baumes hergestellt werden, kann nicht nur das Gedächtnis stärken, sondern auch Herzinfarkten, Schlaganfällen, Libido- und Potenzproblemen entgegenwirken.

Zu beachten ist, dass selten Magen-Darm-Beschwerden, Kopfschmerzen und allergische Hautreaktionen als unerwünschte Nebenwirkungen auftreten können. Langzeitbehandlungen mit Ginkgoextrakten wurden nicht eindeutig mit Blutungen in Verbindung gebracht. Ginkgo-Extrakt hat keinen Einfluss auf die Blutgerinnung.

Allerdings hat die Arzneimittelkommission der Deutschen Ärzteschaft aufgrund von Fallberichten aus ihrer Datenbank darauf hingewiesen, dass bei gleichzeitiger Einnahme von Gerinnungshemmern oder bei bestehenden Gerinnungsstörungen ein erhöhtes Blutungsrisiko besteht. Die Einzelberichte über Blutungen belegen jedoch nicht eindeutig einen kausalen Zusammenhang, da in der Regel auch andere gerinnungshemmende Medikamente eingenommen wurden. Deshalb sollte Ginkgo vor Operationen abgesetzt und nicht in Kombination mit Gerinnungshemmern eingenommen werden. In vielen Ginkgo-haltigen Arzneimitteln und Tees ist der Störstoff *Ginkgolsäure* in größeren Mengen enthalten. Da die Konzentration von Ginkgolsäure in Teeprodukten bisher nicht kontrolliert wird, wird über potenzielle Gesundheitsrisiken diskutiert. Ginkgolsäure kann schwere Allergien und Magenschleimhautentzündungen verursachen. Zudem wurden cytotoxische, neurotoxische und mutagene Wirkungen nachgewiesen.

Es ist wichtig anzumerken, dass die Wirkung von Ginkgo auf die sexuelle Gesundheit von Person zu Person unterschiedlich sein kann. Es gibt keine Garantie, dass Ginkgo die Potenz bei jedem Einzelnen steigert. Es ist ratsam, vor der Einnahme von Ginkgo oder anderen Nahrungsergänzungsmitteln zur Verbesserung der sexuellen Funktion mit einem Arzt oder Heilpraktiker zu sprechen. Sie können Ihre individuellen Bedürfnisse und potenzielle Wechselwirkungen mit anderen Medikamenten oder Gesundheitszuständen bewerten und Ihnen eine fundierte Beratung geben.

Meiner Meinung nach ist Ginkgo ein wichtiges Heilmittel bei männlicher und weiblicher Impotenz. Wie bereits erwähnt, sind Durchblutungsstörungen eine der häufigsten organischen Ursachen für männliche Impotenz und ungewollte Kinderlosigkeit. Insbesondere ältere Männer, die oft an Diabetes Typ 2, Bluthochdruck und Arteriosklerose leiden, sollten bei Impotenz Ginkgo (z.B. Tebonin) in Betracht ziehen, um die Durchblutung der Geschlechtsorgane zu verbessern und dadurch Potenz und Fruchtbarkeit zu fördern.

Ginseng - ein Tonikum für Jung und Alt

Ginseng, insbesondere der echte koreanische Ginseng, gilt als eine kraftvolle Wurzel und als Allheilmittel, das angeblich das Leben verlängern, die Potenz steigern und die Fruchtbarkeit stärken kann. Aufgrund dieser vielfältigen Wirkungen sind Ginseng-Präparate entsprechend teuer.

Der hochwertige Ginseng kommt hauptsächlich in Gebirgs- und Waldregionen in Nordkorea, Nordostchina und Südsibirien vor. Um die Wurzeln für die Herstellung medizinisch-pharmazeutischer Produkte zu gewinnen, wird Ginseng weltweit angebaut. Sowohl in der koreanischen Heilkunst als auch in der traditionellen chinesischen Medizin (TCM) wird Ginseng als Heilmittel zur Stärkung des Körpers eingesetzt. Die Ginseng-Wurzel symbolisiert in Asien Gesundheit und ein langes Leben. Früher konnten sich nur Könige, Kaiser, Adlige und wohlhabende Geschäftsleute Ginseng leisten, da er bereits damals sehr kostspielig war. Ginseng ähnelt in gewisser Weise unserer europäischen Alraune, die als Ritualpflanze betrachtet wird und der Zauberkräfte zugeschrieben werden.

Es gibt eine Unterscheidung zwischen „weißem" und „rotem" Ginseng. Roter Ginseng wird häufig für Medikamente und Nahrungsergänzungsmittel verwendet. Es ist jedoch nicht korrekt zu behaupten, dass weißer Ginseng weniger Inhaltsstoffe enthält. Tatsächlich enthält er sogar doppelt so viele Inhaltsstoffe, da er im Gegensatz zu früher nicht mehr geschält und gebleicht wird und somit seine wertvollen Bestandteile, insbesondere Saponine, behält, die die Gesundheit fördern. Ginseng gilt als Adaptogen, das heißt, es soll die körperliche Widerstandsfähigkeit stärken. In der

TCM wird Ginseng zur Behandlung von Nieren-Qi-Schwäche eingesetzt, was bedeutet, dass es Menschen hilft, die sich müde und erschöpft fühlen, da ihr Nieren-Qi geschwächt ist. In der TCM wird die Nierenkraft als Wurzelkraft des Lebens betrachtet. Ginseng kann daher auch bei weiblicher Unfruchtbarkeit und sexueller Lustlosigkeit helfen, da er Wärme und Energie in den Unterleib bringt.

Achtung: Ginseng sollte nicht während der Schwangerschaft eingenommen werden. Er kann den Körper zu stark stimulieren und eventuell Wehen auslösen. Zudem sollte er bei hohem Blutdruck vermieden werden, da Ginseng den Blutdruck erhöhen kann. Es ist ratsam, auf den Konsum von Kaffee zu verzichten und den Blutdruck regelmäßig zu überwachen.

Generell gilt: Adaptogene wie Ginseng, aber auch die Macaknolle und die russische Taigawurzel, sind einen Versuch wert bei Impotenz und Unfruchtbarkeit.

Ginseng wird als Potenzmittel in verschiedenen Formen eingenommen, darunter:

- ***Kapseln oder Tabletten:*** Ginseng-Extrakt ist in Form von Kapseln oder Tabletten erhältlich, die oral eingenommen werden. Die Dosierung kann je nach Produkt variieren, daher ist es ratsam, die empfohlene Dosierung des jeweiligen Präparats zu beachten.
- ***Tee:*** Getrocknete Ginsengwurzeln können zur Zubereitung von Tee verwendet werden. Die Wurzeln werden in heißem Wasser eingeweicht und für einige Minuten ziehen gelassen. Der Tee kann dann getrunken werden.
- ***Pulver:*** Ginseng-Pulver kann zu Smoothies, Joghurt oder anderen Lebensmitteln hinzugefügt werden.

Es ist wichtig zu beachten, dass die Wirkung von Ginseng als Potenzmittel von Person zu Person unterschiedlich sein kann. Einige Menschen können möglicherweise eine sofortige Wirkung bemerken, während es bei anderen länger dauern kann. Es wird empfohlen, Ginseng regelmäßig über einen längeren Zeitraum einzunehmen, um eine potenzielle Wirkung zu erzielen.

Es ist auch zu beachten, dass Ginseng nicht immer sofortige und garantierte Ergebnisse bieten kann. Die Wirkung kann von verschiedenen Faktoren abhängen, darunter die individuelle Reaktion des Körpers, die Dosierung, die Qualität des Ginseng-Präparats und der allgemeine Gesundheitszustand.

Granatapfelsaft - A apple a day keeps the doctor away - auch für die Fruchtbarkeit ein Segen

In Marokko gibt es beim Hammam einen leckeren Granatapfeltee. Überall auf den Märkten kann man frisch gepressten Granatapfelsaft kaufen und trinken. Es ist ein kulinarischer Hochgenuss. Granatäpfel sind sehr gesund, da sie eine hohe Konzentration an Polyphenolen enthalten, die eine schützende Wirkung auf die Blutgefäße haben. Studien aus dem Jahr 2019 legen nahe, dass die Polyphenole im Granatapfel Influenzaviren abtöten und die Wirkung von Grippe-Medikamenten verbessern können.

Bei einer Infektion mit Grippeviren geht es vor allem um Immunmodulation und die Bekämpfung der Viren, nicht um die Stärkung des Immunsystems. Eine geeignete Behandlung sollte daher sowohl antivirale als auch entzündungshemmende Eigenschaften haben. Hier zeigen Polyphenole, die speziellen Wirkstoffe des Granatapfels, vielversprechende Ergebnisse. Unterschiedliche Studien haben gezeigt, dass sich Viren deutlich langsamer vermehren, wenn diese entzündungsfördernde Aktivität gehemmt wird. Polyphenole werden als ein neuer und vielversprechender Ansatz in der antiviralen Therapie betrachtet.

Aber das ist noch nicht alles: Der Granatapfel ist ein wahres Powerfood für die weibliche und männliche Fruchtbarkeit. Schon in der griechischen Mythologie spielte der Granatapfel eine bedeutende Rolle im Streit der Göttinnen.

Die Granatapfelsamen wirken östrogenartig und verjüngend. Die vielen Samen und der hohe Saftgehalt dieser Frucht werden auch als Symbol für Fruchtbarkeit und ewige Jugend angesehen. Dies erklärt, warum der Saft in Nordafrika an jeder Straßenecke getrunken wird und warum Männer und Frauen die Samen kauen, die sich auch hervorragend in Couscous, Salaten oder fruchtigen Quarkspeisen machen.

Bei Frauen hilft Granatapfelöl bei Scheidentrockenheit, da es den Körper mit bioidentischen Östrogenen versorgt. Dies kann in den Wechseljahren hilfreich sein, wenn ein Östrogenmangel auftritt, und es kann auch die Fruchtbarkeit verbessern, wenn ein Östrogenmangel die Ursache für Unfruchtbarkeit bei Frauen ist. Granatapfelöl kann leider nur einen leichten Östrogenmangel verbessern. Es ist jedoch wirksam gegen Hitzewallungen und Scheidentrockenheit, was den Geschlechtsverkehr angenehmer machen kann.

„*Delima Feminin Vaginalovula*“ sind sehr gute Granatapfelzäpfchen bei Scheidentrockenheit, die effektiv sind und gerne verwendet werden. Nicht nur für Frauen ist Granatapfelsaft und Granatapfelöl von Vorteil, sondern auch für Männer, insbesondere bei Kinderwunsch und Problemen mit der

Prostata (wie Hyperplasie oder Tumoren). Männer können jeden Tag ein Glas Granatapfelsaft trinken. Dies ist besonders vorteilhaft für ältere Männer, die Väter werden möchten. Granatapfelsaft ist auch gut für Männer mit Prostata-Problemen wie gutartiger Vergrößerung, häufigem Harndrang, Blasenentzündungen und Harnwegsinfekten. Es wird empfohlen, dass Männer mit Prostatakrebs neben der Schulmedizin täglich Granatapfelsaft trinken.

Der Granatapfel hat sich nicht nur in präklinischen Studien, sondern auch in klinischen Studien mit Prostatakrebspatienten als sehr wirksam erwiesen. Er kann auch bei anderen Krebsarten wie Darm-, Haut-, Blut-, Lungen- und Brustkrebs vorteilhaft sein. Inmitten des Dschungels der Ernährungsempfehlungen und widersprüchlichen Studienergebnisse für Prostatakrebs ist der Granatapfel die Frucht mit der besten wissenschaftlichen Evidenz.

Neben zahlreichen positiven präklinischen Studien hat sich die Wirkung des Granatapfels bereits bei Prostatakrebspatienten bewährt, die nach einer Primärtherapie (Bestrahlung, Operation) ein Fortschreiten der Krankheit erfahren hatten. Bei diesen Patienten konnte der PSA-Wert (prostataspezifisches Antigen) wesentlich länger stabil gehalten werden. Eine langsamere Steigerung des PSA-Werts nach der Therapie ist normalerweise mit einer längeren Lebenserwartung verbunden. In einer Studie mit 48 Prostatakrebspatienten verlängerte Granatapfelsaft die Zeit, in der sich der PSA-Wert verdoppelte, um 39 Monate - fast viermal so lange wie üblich.

Granatapfelsaft ist also ein wahres Wundermittel für die Fruchtbarkeit bei beiden Geschlechtern. Es wird empfohlen, jeden Tag ein Glas Saft zu trinken. Für Frauen bieten sich vaginal angewendete Granatapfelkapseln (z.B. von Delima) an, um Scheidentrockenheit vorzubeugen und zu lindern. Eine zu trockene Scheidenschleimhaut und Schmerzen beim Geschlechtsverkehr sind problematisch und erfordern Behandlung. Neben hochwertigem Granatapfelöl mit seinen wertvollen Phytoöstrogenen können auch Gleitgele auf Aloe-Vera-Basis verwendet werden. Aloe Vera ist ein ausgezeichnetes Heilmittel für stark beanspruchte und trockene Haut und hilft dabei, die Scheidenschleimhaut ausreichend mit Feuchtigkeit zu versorgen. Gleitgele spenden ebenfalls Feuchtigkeit für die Scheidenschleimhaut.

Eine trockene Scheide kann auf einen Mangel an Estriol hinweisen, einem oft übersehenen Hormon für die Schleimhautgesundheit. Durch den Östrogenmangel wird die Schleimhaut in der Scheide, Harnröhre, Blase, Mund und Augen nicht mehr so stark aufgebaut. Dies kann zu Trockenheit, Verletzlichkeit, Juckreiz und Brennen führen. Die Auswirkungen der Trockenheit machen sich oft beim Geschlechtsverkehr bemerkbar und können diesen zur Qual machen.

Die Scheidenflora gerät aus dem Gleichgewicht, da schützende Milchsäurebakterien fehlen, was die Scheide anfälliger für bakterielle Infektionen macht. Die dünnere Haut in der Scheide beeinträchtigt auch den Verschlussmechanismus von Harnröhre und Blase, was zu Blasenschwäche führen kann. Die Beckenbodenmuskulatur erschlafft bei älteren Frauen und Männern, was häufig zu Blasenentzündungen, Harndrang, Inkontinenz und sogar Impotenz führen kann.

Hormonhaltige Vaginalcremes oder Vaginaltabletten können den Hormonmangel im Genitalbereich ausgleichen. Dadurch wird die Haut stärker aufgebaut, besser durchblutet und elastischer, feuchter und widerstandsfähiger. Reines

Estradiol darf Frauen nur nach einer Gebärmutterentfernung verschrieben werden, da es sonst zu starkes Wachstum der Gebärmutterschleimhaut und möglicherweise zu bösartigen Veränderungen führen kann. Im Allgemeinen ist die Anwendung von Hormonen in Form von Cremes auf der Haut eine sparsamere Dosierungsmethode mit weniger Nebenwirkungen. Eine Ergänzung mit Progesteron ist unerlässlich. Wenn Estradiol angewendet wird, sollte es immer zusammen mit Progesteron verwendet werden. Bioidentische Hormone sollten immer so kurz und niedrig dosiert wie möglich angewendet werden, vorzugsweise über die Haut oder die Schleimhaut.

Homöopathisch könnten Estriol D4 als Globuli oder Estriol D4 Creme geeignet sein. Gute Bezugsquellen sind die Markt Greiff Apotheke (info@marktapotheke.de) und die Klösterl Apotheke in München (Färbergraben 12 Rgb. 80331 München).

Gut sind auch *Delima Vaginalkapseln* mit Granatapfelöl für mehr Feuchtigkeit und *Döderlein Vaginalkapseln* mit Milchsäurebakterien zur Wiederherstellung der natürlichen Vaginalflora, da diese während der Menopause oft beeinträchtigt wird. Die guten Milchsäurebakterien sind auch bei Pilzinfektionen und nach der Einnahme von Antibiotika hilfreich, wenn die Darm- und Vaginalflora gestört ist. Auch die *Milchsäurebakterien von Pflügler* sind geeignet. Manchmal geht auch Joghurt mit etwas Lavendelöl zur Scheidenpflege auf einem Tampon. Da Hormone immer negative Auswirkungen auf die Blutgerinnung haben und Krebs auslösen können, arbeite ich lieber hormonfrei.

Jasmin – Wohltat für die weibliche Seele

Jasmin macht sich super im „Liebes Öl“ gemeinsam mit Patchouli, Frangipani oder Ylang–Ylang. Jasmin ist eine Pflanzengattung in der Familie der Ölbaumgewächse (*Oleaceae*), zu der auch der Echte Jasmin und der Winterjasmin gehören. Ursprünglich aus Ostasien stammend, wird Jasmin mittlerweile auch in Nordafrika und Südeuropa kultiviert. Der Duft des Jasmins ist sinnlich weich, blumig, süß und exotisch. Er ist kostbar, entspannend, angstlösend, beruhigend und beschwingend. Er hilft dabei, die Dinge leichter zu nehmen, optimistischer zu werden und Vertrauen zu haben, dass alles gut wird.

Ein entspannendes Bad mit Jasmin und Bergamotte (*je 5 Tropfen*) und etwas Mandelöl kann helfen, nach einem anstrengenden Arbeitstag loszulassen und auch sexuelle Lust zu wecken. Gerade Frauen, die das Thema „Sex“ in Verbindung mit Kinderwunsch oft zu verkopft angehen und deshalb keine Lust verspüren, können von diesem Duft und einem wohligen Bad profitieren. Paarmassagen können ebenfalls die Libido anregen. Hierbei kann man sich gegenseitig mit einem „Liebesöl“ verführen, das aus 50 ml Mandelöl und je 2 Tropfen Jasminöl und Rosenöl besteht.

Der Duft des Jasmins ist eng mit Sexualität und Fortpflanzung verbunden. Er wird für Badezusätze, Massagemischungen und Kompressen gegen Frauenleiden verwendet, insbesondere bei Menstruationsschmerzen, unregelmäßigen Perioden und prämenstruellem Syndrom (PMS). Das Toko-Öl der Hebamme Ingeborg Stadelmann mit Lavendel, Rosenholz und Majoran ist hierbei eine gute Option. Man kann auch etwas ätherisches Jasminöl in Mandelöl geben und den Bauch damit einreiben. Jasminöl leistet auch gute Dienste bei Stress, Libidoverlust, Impotenz und Frigidität. Traditionell wird es zur Linderung von Geburtsschmerzen eingesetzt. Jasmin verstärkt die Wehen, lindert Gebärmutterkrämpfe, fördert die Abstoßung der Plazenta und regt den Milchfluss an. Zudem stärkt die Jasminessenz die Gesundheit der Geschlechtsorgane, reguliert die Hormonproduktion von Progesteron und Östrogen und fördert so die weibliche Libido und Fruchtbarkeit. Jasminöl ist auch hilfreich bei Wochenbettdepressionen, nervlicher Belastung, Anspannung, Antriebslosigkeit und Traumata. Der sinnliche Duft des Öls wirkt wärmend, ermutigend und stärkend auf Geist und Seele.

Es ist zu beachten, dass Jasminöl nicht innerlich eingenommen werden sollte, da es Lösungsmittel enthält. Es sollte auch nicht während der Schwangerschaft verwendet werden, außer zur Einleitung der Wehen mit einer anregenden Massage. Vor der Verwendung sollte die Verträglichkeit getestet werden, da es in seltenen Fällen allergische Reaktionen und Kopfschmerzen verursachen kann. Wegen seiner narkotisierenden Wirkung sollte man speziell Jasmin und Ylang-Ylang nicht zu häufig verwenden und nach der Verwendung dieses Öls gut lüften. So beugt man auch Kopfschmerzen vor.

Knabenkraut – das Potenzmittel des Mittelalters

Das Knabenkraut (Dactylorhiza majalis) war im Mittelalter sehr beliebt als Potenzmittel bei männlicher Impotenz. Diese heimische Orchideenart, die in Mitteleuropa vorkommt, ist mittlerweile selten geworden und steht unter strengem Naturschutz. Ich hatte vor einigen Jahren das Glück, auf einer Wanderung zur Tuftlalm eine dieser Pflanzen bewundern zu können.

Früher wurde die Pflanze zu Heilzwecken und insbesondere als Aphrodisiakum verwendet. Hauptsächlich wurde das Wurzelwerk der Pflanze entweder püriert oder zu Pulver zermahlen. Das Wurzelwerk erinnert stark an einen Hoden, was dazu führte, dass man annahm, dass das Knabenkraut potenzsteigernd wirken könne. Angeblich sollte das Knabenkraut laut den Ärzten des Mittelalters und der frühen Neuzeit (ab 1500), wie zum Beispiel Paracelsus, die männliche „Geulheit“ (Geilheit) stärken. Diese Wirkung wurde dem Knabenkraut zugeschrieben, dessen Wurzel wie Beulen oder Hoden geformt ist.

Man glaubte damals, dass das Knabenkraut Männern helfen könne, Kinder zu zeugen, insbesondere wenn sie trotz regelmäßigem (ehelichem) Verkehr nicht in der Lage waren, ein Kind zu zeugen. Man sprach damals vom Verlust, sein eheliches Werk zu erfüllen. Das Knabenkraut sollte angeblich auch die Venuskräfte bei Frauen wecken.

Da das Knabenkraut unter Naturschutz steht, müssen heutige Männer auf homöopathische Zubereitungen ausweichen, wie zum Beispiel Orchis mascula D4, dem männlichen Knabenkraut. Männer mit Zeugungsunfähigkeit profitieren oft von *Testes comp.* von Wala, insbesondere bei einer Schwäche der Hoden. Dieses Mittel regt die Keimdrüsen an und steigert die Spermienproduktion. Nehmen Sie morgens für mindestens drei Monate 10 Globuli ein und wiederholen Sie dann Ihr Spermiogramm. Es sollte eine Verbesserung zeigen.

Die Einnahme von Knabenkraut als Potenzmittel kann auf verschiedene Weisen erfolgen. Im Mittelalter wurde hauptsächlich das Wurzelwerk des Knabenkrauts verwendet, entweder püriert oder zu Pulver zermahlen. Heutzutage steht das Knabenkraut unter Naturschutz, daher ist es nicht empfehlenswert, die Pflanze selbst zu ernten oder zu verwenden. Stattdessen gibt es homöopathische Zubereitungen, die auf dem Knabenkraut basieren, wie zum Beispiel Orchis mascula D4. Diese homöopathische Potenz wird üblicherweise in Form von Globuli oder Tropfen eingenommen. Die genaue Dosierung und Einnahmeempfehlung sollte jedoch mit einem Homöopathen oder einem Arzt besprochen werden, da sie von individuellen Faktoren und der spezifischen Situation abhängen kann.

Es ist wichtig zu beachten, dass die Wirkung von Knabenkraut als Potenzmittel nicht wissenschaftlich nachgewiesen ist und die individuellen Ergebnisse variieren können. Es wird empfohlen, vor der Anwendung von Knabenkraut oder anderen Potenzmitteln Rücksprache mit einem Arzt zu halten, um mögliche Risiken oder Wechselwirkungen zu berücksichtigen.

Knoblauch – verlieh den Römern fruchtbarere Zeiten

Es ist allgemein bekannt, dass Knoblauch eine Wunderwaffe gegen Bakterien und Viren ist und auch mit Covid-19 konkurrieren kann. Insbesondere in der präventiven Medizin, um sich vor Infektionen zu schützen, eignet sich regelmäßiger Knoblauchverzehr oder die Einnahme von Allicin-Pulver-Extrakt. Allicin ist der wirksame Bestandteil des Knoblauchs. Zusätzlich kann Knoblauch der Arteriosklerose vorbeugen, da er eine blutreinigende Wirkung hat, hohe Blutfettwerte senkt, bei hohem Blutdruck hilft, das Blut leicht verdünnt und die Fließeigenschaften des Blutes verbessert. Ähnlich wie Ginkgo besitzt Knoblauch auch durchblutungsfördernde

Eigenschaften und sorgt dafür, dass auch die Geschlechtsorgane besser durchblutet werden, was logischerweise die Potenz steigert. Aber was hat das Ganze mit den alten Römern zu tun? Tatsächlich eine ganze Menge: Im antiken Rom waren die Wasserleitungen mit Blei verseucht. Insbesondere der Adel, darunter vor allem die Mitglieder der römischen Kaiserdynastien, litten zunehmend unter Impotenz. Nero zum Beispiel, obwohl er drei Ehefrauen hatte, zeugte keinen Nachfolger. Die einfache Bevölkerung hingegen kannte dieses Problem der Unfruchtbarkeit nicht. Warum war das so? Der römische Hochadel betrachtete Knoblauch als stinkende Bauernknolle und verschmähte sie, während sie in den Gerichten der römischen Hausfrauen großen Anklang fand und von Bauern und einfachen Bürgern gerne verspeist wurde.

Knoblauch wird oft als natürliches Potenzmittel angesehen und ist seit langem für seine potenzsteigernden Eigenschaften bekannt. Obwohl es keine wissenschaftlichen Beweise für eine direkte Verbindung zwischen Knoblauch und sexueller Potenz gibt, gibt es einige indirekte Faktoren, die zu dieser Annahme beitragen. Erstens wirkt sich Knoblauch positiv auf die allgemeine Gesundheit aus. Eine gute allgemeine Gesundheit ist entscheidend für eine gesunde sexuelle Funktion. Knoblauch enthält viele wichtige Nährstoffe und Verbindungen wie Vitamine, Mineralien und Antioxidantien, die zur Verbesserung der Durchblutung und des allgemeinen Wohlbefindens beitragen können.

Darüber hinaus enthält Knoblauch *Allicin*, eine Verbindung, die für seinen charakteristischen Geruch und seine gesundheitsfördernden Eigenschaften verantwortlich ist. Allicin hat eine vasodilatatorische Wirkung, das bedeutet, es kann die

Blutgefäße erweitern und den Blutfluss verbessern. Eine gute Durchblutung ist wichtig für eine gesunde Erektion, da eine ausreichende Blutzufuhr in den Penis erforderlich ist. Knoblauch hat auch den Ruf, die Libido zu steigern. Es wird angenommen, dass bestimmte Verbindungen im Knoblauch die Produktion und den Stoffwechsel von Sexualhormonen wie Testosteron stimulieren können, was zu einem gesteigerten sexuellen Verlangen führen kann.

Es ist jedoch wichtig anzumerken, dass die potenzsteigernde Wirkung von Knoblauch von Person zu Person unterschiedlich sein kann und dass weitere wissenschaftliche Studien erforderlich sind, um seine genauen Auswirkungen auf die sexuelle Funktion zu bestätigen.

Kurkuma – das „Gold Indiens" – ein vielseitiges Wundermittel

Kurkuma, auch als *„gelber Ingwer"* bekannt, wird oft als das „Gold Indiens" bezeichnet. Eine beliebte Art, Kurkuma zu konsumieren, ist die Zubereitung der sogenannten „goldenen Milch" – eine Mischung aus Pflanzenmilch und einer Prise Kurkuma, die aufgekocht wird. Der Hauptinhaltsstoff von Kurkuma, Curcumin, ist äußerst gesundheitsfördernd. Kurkuma wird für seine wundheilungsfördernden, entzündungshemmenden und krebsbekämpfenden Eigenschaften geschätzt.

Es wird auch angenommen, dass Kurkuma gegen Viren und Bakterien wirksam ist. Darüber hinaus senkt Kurkuma hohe Cholesterinwerte und wirkt entzündungshemmend. Der Körper kann Kurkuma besser aufnehmen, wenn das Gewürz zusammen mit etwas Kokosfett oder Ghee und schwarzem

Pfeffer angebraten und dann in ein Gemüsecurry gegeben wird. Diese Zubereitungsweise verleiht dem Gericht einen köstlichen Geschmack. Ich persönlich mag Kurkuma gerne in Kitchari, dem traditionellen indischen Heilgericht. Kurkuma unterstützt zudem die Zellregeneration der Leber und hilft bei der Beseitigung von Giftstoffen aus dem Körper. Dies entlastet den Hormonhaushalt und bringt ihn wieder ins Gleichgewicht. Dadurch wird es leichter, schwanger zu werden.

Hier ist ein Rezept für die „Goldene Milch“:

- 300 ml Mandelmilch
- 1 Esslöffel Kurkumapulver
- Eine kleine Menge Ingwerpulver (*nicht zu viel, da es sonst scharf wird*)
- Eine Prise frisch gemahlener schwarzer Pfeffer
- Eine Prise Zimt
- 1/2 Teelöffel Kokosöl
- Eine Prise frisch gemahlene Muskatnuss
- 1 Teelöffel Agavendicksaft zum Süßen

Geben Sie alle Zutaten in einen Mixer und mixen Sie sie, bis eine feine Konsistenz entsteht. Falls die Konsistenz nicht fein genug ist, können Sie die Kurkumamasse durch ein feines Sieb abseihen. Wenn Sie so viele Nährstoffe wie möglich erhalten möchten und eine „rohe“ goldene Milch bevorzugen, ist Ihr Getränk jetzt fertig.

An kalten Tagen möchten Sie vielleicht etwas Wärmeres im Bauch haben. Geben Sie die Milch in einen Topf und kochen Sie sie kurz auf. Lassen Sie sie für zwei Minuten auf kleiner Stufe köcheln. Nach Belieben können Sie die Kurkumamilch anschließend mit einem Milchaufschäumer aufschäumen.

Der Hauptinhaltsstoff von Kurkuma, *Curcumin*, wirkt entzündungshemmend und kann bei Gelenkproblemen wie Arthrose helfen. Zudem stärkt Kurkuma unsere Immunabwehr und enthält Antioxidantien, die dabei helfen, freie Radikale zu bekämpfen und Zellschäden vorzubeugen. Darüber hinaus regt Kurkuma die Funktion der Leber und der Verdauung an und unterstützt die Entgiftung des Körpers.

Beachten Sie jedoch, dass Kurkumaflecken sehr hartnäckig sind und schwer von Kleidung zu entfernen sind. Personen mit bekannten Gallensteinen sollten Kurkuma vermeiden, da es zu Koliken führen kann. Nebenwirkungen von Kurkuma können unangenehm sein und reichen von Magenkrämpfen und -schmerzen bis hin zu Übelkeit und Durchfall. Während der Schwangerschaft sollte Kurkuma in hohen Dosen vermieden werden, da es zu Krämpfen und Blutungen aus der Gebärmutter führen kann. Eine Prise Kurkuma stellt jedoch in der Regel kein Risiko dar. Dennoch gilt während der Schwangerschaft die Vorsichtsregel, bei Lebensmitteln, Medikamenten und Nahrungsergänzungsmitteln kein Risiko einzugehen.

Der Kurkumastrauch zeichnet sich zudem durch seine wunderschönen Blüten aus. Verwendet wird die Wurzel, die am besten als Pulver in Speisen gestreut oder mit Ghee und schwarzem Pfeffer angebraten wird. Dies verbessert die Aufnahme von Curcumin im Körper und maximiert die gesundheitlichen Vorteile von Kurkuma. Die Verwendung von Kurkuma als Potenzmittel ist nicht so bekannt wie bei einigen anderen natürlichen Substanzen. Obwohl Kurkuma viele gesundheitliche Vorteile bietet, ist seine direkte Wirkung auf die sexuelle Potenz nicht gut erforscht. Es gibt jedoch einige indirekte Wege, wie Kurkuma die Potenz beeinflussen kann:

- Verbesserung der allgemeinen Gesundheit: Kurkuma ist für seine entzündungshemmenden und antioxidativen Eigenschaften bekannt. Durch die Reduzierung von Entzündungen und den Schutz der Zellen vor Schäden kann Kurkuma zur allgemeinen Gesundheit beitragen, was wiederum die sexuelle Funktion positiv beeinflussen kann.
- Unterstützung der Durchblutung: Eine gute Durchblutung ist wichtig für eine gesunde Erektion. Kurkuma kann die Durchblutung fördern, indem es die Blutgefäße erweitert und den Blutfluss verbessert. Eine gute Durchblutung kann die sexuelle Leistungsfähigkeit verbessern.
- Reduzierung von Stress: Stress kann sich negativ auf die sexuelle Potenz auswirken. Kurkuma kann dabei helfen, Stress abzubauen und die Stimmung zu verbessern. Eine bessere Stressbewältigung kann sich positiv auf die sexuelle Funktion auswirken.

Um Kurkuma als Potenzmittel zu nutzen, können Sie es in Ihre Ernährung integrieren, indem Sie es beim Kochen verwenden oder Kurkumapulver zu Getränken oder Smoothies hinzufügen. Es ist auch möglich, Kurkumakapseln oder Nahrungsergänzungsmittel einzunehmen, die Kurkuma-Extrakt enthalten. Es ist jedoch wichtig, die empfohlene Dosierung nicht zu überschreiten und bei bestehenden gesundheitlichen Problemen oder der Einnahme anderer Medikamente vorher einen Arzt zu konsultieren.

Liebstöckel – das „Maggi Kraut“ für sein „bestes Stück“

Liebstöckel, auch bekannt als das „Maggi Kraut“, kann nicht nur kulinarisch überzeugen, sondern soll auch eine besondere Wirkung auf die männliche Potenz haben. Der Name der Pflanze, auch „Luststeckn“ genannt, weist bereits auf seine aphrodisierenden Eigenschaften hin. Liebstöckelkraut wirkt wärmend, entspannend und entkrampfend.

Das kräftige Aroma des Liebstöckels findet Verwendung in Eintöpfen, Suppen, Fleisch-, Fisch- und Gemüsegerichten. Im Mittelalter war Liebstöckel eine der wichtigsten Gewürz- und Heilpflanzen in den Klostergärten. Ursprünglich stammt der Liebstöckel wahrscheinlich aus dem Iran. Die Römer brachten das Kraut von ihren Eroberungsfeldzügen nach Europa, wo es später in den Klostergärten angebaut wurde. Neben seiner kulinarischen Verwendung wird Liebstöckel auch in der Naturheilkunde zur Behandlung von Wassereinlagerungen, Gicht, Rheuma sowie Nieren- und Blasenerkrankungen eingesetzt.

Als Gewürztee kann Liebstöckel auch die Verdauung fördern und Blähungen vorbeugen. Zudem soll er bei Halsschmerzen und Fieber helfen. Die intensive Würze des Liebstöckels ermöglicht es, beim Kochen Salz einzusparen, was bei Bluthochdruck vorteilhaft sein kann, da eine zu hohe Salzzufuhr den Blutdruck beeinflussen kann. Die vielfältigen Einsatzmöglichkeiten des Liebstöckels machen ihn zu einer besonderen Pflanze. Ob die aphrodisierende Wirkung von Liebstöckel den Mönchen bekannt war und sie ihn deshalb im Klosterbeet belassen haben, bleibt eine spannende Frage. Doch eines ist sicher: Liebe geht bekanntlich durch den Magen, und Liebstöckel kann mit seinem würzigen Geschmack dazu beitragen, kulinarische Genüsse zu bereichern. Liebstöckel kann aufgrund seiner entspannenden und entkrampfenden Wirkung möglicherweise das allgemeine Wohlbefinden fördern und Stress reduzieren. Stress kann sich negativ auf die sexuelle Funktion auswirken, daher könnte eine Reduzierung des Stresslevels indirekt dazu beitragen, die Potenz zu verbessern.

Um Liebstöckel in Ihre Ernährung einzubinden, können Sie frische oder getrocknete Liebstöckelblätter beim Kochen verwenden. Das kräftige Aroma des Liebstöckels passt gut zu Suppen, Eintöpfen, Fleisch- und Fischgerichten sowie Gemüse. Sie können auch Liebstöckel als Gewürztee aufbrühen, indem Sie einige Liebstöckelblätter mit heißem Wasser übergießen und den Tee einige Minuten ziehen lassen. Der Tee kann möglicherweise zur Entspannung beitragen und das allgemeine Wohlbefinden verbessern.

Maca – die „peruanische Ginsengwurzel" für die männliche Libido

Die Maca-Pflanze, auch bekannt als „*Peru Ginseng*", gehört zur Kressefamilie und ist in den peruanischen Regionen Moquegua und Puno beheimatet. Seit rund 2000 Jahren wird Maca in den hochgelegenen Andenregionen angebaut und als Nahrungs- und Heilpflanze genutzt. Schon zur Zeit der Inkas wurden Maca-Knollen angebaut. Sie wurden zur Stärkung der Armee und zur Förderung der Fruchtbarkeit verwendet. Selbst die spanischen Eroberer waren von den potenzsteigernden Eigenschaften der Maca-Knolle überzeugt und akzeptierten sie als alternative Form der Tributzahlung anstelle von Gold. Dadurch gelangte Maca bereits im 16. Jahrhundert nach

Europa. Die süßlich schmeckenden Maca-Knollen können auf verschiedene Arten verzehrt werden. Sie können wie Süßkartoffeln im Ofen gebacken oder nach dem Trocknen gekocht und zu einem süßen, aromatischen Brei namens „Mazamorra“ verarbeitet werden, der in Südamerika beliebt ist. Die getrockneten Maca-Knollen sind nährstoffreich und enthalten einen hohen Anteil an Kohlenhydraten, Proteinen, Ballaststoffen, Lipiden sowie wichtigen Aminosäuren, Eisen und Calcium.

Maca-Knollen sind auch reich an Fettsäuren wie Linolensäure, Palmitinsäure und Ölsäure sowie an Sterolen und Mineralstoffen. Die getrockneten Knollen enthalten etwa 13 bis 16 % Proteine und essentielle Aminosäuren. Frische Knollen enthalten oft Jod, Eisen sowie geringe Mengen an Alkaloiden, Tanninen und Saponinen.

Maca wird positiv auf die körperliche Leistungsfähigkeit und psychische Belastbarkeit, insbesondere bei Männern, auswirkende Effekte zugeschrieben. Klinische Studien haben gezeigt, dass dieser Effekt nicht auf eine hormonelle Veränderung zurückzuführen ist, da sich die Hormonwerte nicht signifikant verändern. Dennoch scheint Maca einen positiven Einfluss auf sexuelle Funktionsstörungen zu haben.

Nahrungsergänzungsmittel mit Maca-Pulver werden in Europa und den USA als natürliches Potenzmittel vermarktet. Obwohl diese Effekte wissenschaftlich nur teilweise belegt sind, gibt es Untersuchungen, die darauf hinweisen, dass Maca die Spermienzahl erhöhen und das sexuelle Verlangen steigern kann. Der peruanische Wissenschaftler Gustavo Gonzales führte eine Studie mit zwölf Männern im Alter von 20 bis 40 Jahren durch, bei der er ihnen über einen Zeitraum von drei Monaten Maca verabreichte und anschließend ihre Fruchtbarkeit untersuchte. Bereits nach zwei Wochen stellte er eine durchschnittliche Verdoppelung der Spermienzahl fest. Gleichzeitig wurde eine erhöhte Produktion männlicher Hormone beobachtet und die Probanden berichteten von einer deutlichen Zunahme ihres sexuellen Verlangens. Auch der Neurologe Fernando Cabieses untersuchte die potenzfördernde Wirkung von Maca und stellte fest, dass die Pflanze nicht nur die Erektionsfähigkeit steigert, sondern auch langfristig den allgemeinen Antrieb zur sexuellen Betätigung erhöht.

Es ist festzuhalten, dass Männer mit Kinderwunsch, die mit Libido-Problemen oder einer schlechten Spermienqualität zu kämpfen haben, von Maca-Pulver profitieren können. Es ist jedoch zu beachten, dass Maca bei manchen Menschen Magen-Darm-Probleme verursachen kann. Das Bundesinstitut für Risikobewertung (BfR) hat daher bisher keine unbedenkliche Menge von Maca in Lebensmitteln und Nahrungsergänzungsmitteln festgelegt. Der Verzehr von frischen, gekochten Maca-Knollen hingegen gilt als unbedenklich. In Peru wird Maca zu Mehl verarbeitet, das ebenfalls einen guten Nährwert besitzt.

Maca-Pulver kann gut in Smoothies oder Frühstücksbrei eingerührt werden. Es wird erfolgreich in der Kinderwunschtherapie bei männlicher Impotenz und Unfruchtbarkeit eingesetzt und soll sich positiv auf die Spermienqualität auswirken. Männer sollten bevorzugt „schwarzes" Maca verwenden, da dies die Anzahl, Qualität, Volumen und Beweglichkeit der Spermien verbessern kann. Auch Frauen können von Maca profitieren, da es die Fruchtbarkeit stärkt und Wechseljahrsbeschwerden lindern kann. Frauen mit unregelmäßigem Zyklus sollten das sogenannte „rote“ Maca verwenden. Maca begünstigt den Progesteronspiegel und erhöht den Estradiol-Spiegel, wodurch die Regelmäßigkeit der Eisprünge verbessert und die Chance, schwanger zu werden, erhöht werden kann.

Mönchspfeffer – Luststeigernd und potenzfördernd

Manche Kräuterkundige mögen sich fragen: „Warum sollte man eine Pflanze verwenden, die die Libido senken kann (*obwohl es nicht immer der Fall ist*)? Wie kann diese Pflanze die Fruchtbarkeit von Frauen verbessern?“

Nun, Mönchspfeffer ist eine wichtige Pflanze bei hormonellen Störungen bei Frauen, insbesondere bei einer Gelbkörperschwäche, die oft die Ursache für Unfruchtbarkeit sein kann. Wenn der Körper zu wenig Gelbkörperhormone (Progesteron) produziert, kann sich die befruchtete Eizelle nur schwer einnisten, was zu häufigen Fehlgeburten führen kann. Oft bleibt auch der Eisprung aus, und Frauen haben Schwierigkeiten, schwanger zu werden. Eine Gelbkörperschwäche zeigt sich oft durch prämenstruelle Symptome wie Kopfschmerzen, Reizbarkeit, schmerzende Brüste vor der Periode sowie Schmierblutungen.

Diese Symptome deuten auf einen Progesteronmangel hin. Mönchspfeffer kann die körpereigene Produktion von Progesteron ankurbeln und hat dabei weniger Nebenwirkungen als synthetisches Progesteron (*wie Progestan oder Utrogest*), das in der Schulmedizin zur Behandlung von Kinderwunsch und zur Vorbeugung von Fehlgeburten eingesetzt wird. Synthetische Präparate haben leider Nebenwirkungen wie das Risiko von Thrombosen und sollten von Frauen mit Blutgerinnungsstörungen oder einer Vorgeschichte von Schlaganfällen vermieden werden. Studien legen nahe, dass Frauen, die wiederholt Fehlgeburten hatten, bereits niedrige Progesteronwerte aufwiesen. Mönchspfefferpräparate eignen sich zur Regulation eines hormonellen Ungleichgewichts, da Mönchspfeffer die Produktion von Gelbkörperhormonen reguliert. Die Früchte des Mönchspfeffers, botanisch bekannt als Vitex agnus castus und im Mittelmeerraum und in Asien beheimatet, enthalten keine Phytohormone, wirken jedoch ausgleichend auf den weiblichen Hormonhaushalt.

Mönchspfeffer ist besonders hilfreich für Frauen mit Gelbkörperschwäche und einer zu kurzen Lutealphase (zweite Hälfte des Menstruationszyklus). Mönchspfeffer stimuliert die Gelbkörperhormone, wirkt anregend auf das Dopamin und senkt dadurch den zu hohen Prolaktinspiegel, der für unangenehme PMS-Symptome wie Brustspannen, ausbleibende Menstruation oder Depressionen verantwortlich ist. Ein niedriger Prolaktinspiegel fördert wiederum die Produktion von Gelbkörperhormonen (Progesteron) in den Eierstöcken, was eine wichtige Voraussetzung für einen stabilen Zyklus und eine verbesserte Fruchtbarkeit ist.

Es ist nicht empfehlenswert, Mönchspfeffer in Form von Tee einzunehmen, sondern immer als Tabletten, da die Wirkstoffe aus der Pflanze im Wasser schlecht löslich sind. Die Wirksamkeit kann daher bei der Zubereitung als Tee beeinträchtigt werden. Es ist jedoch wichtig zu beachten, dass Mönchspfeffer eine dopaminerge Wirkung besitzt. Daher sollte er bei hormonabhängigen Krankheiten wie Endometriose, Brust-, Gebärmutter- oder Eierstockkrebs nicht eingenommen werden. Auch während der Schwangerschaft oder Stillzeit ist die Einnahme von Mönchspfeffer nicht ratsam. Es besteht die

Möglichkeit von Wechselwirkungen mit Medikamenten, die ebenfalls an Dopaminrezeptoren angreifen, wie zum Beispiel bestimmte Antiemetika oder Neuroleptika. Wenn Sie solche Arzneimittel einnehmen, ist es wichtig, vor der Anwendung von Mönchspfeffer Ihren behandelnden Arzt zu konsultieren.

Es ist bekannt, dass Mönchspfeffer Ausschläge verursachen und Kopfschmerzen sowie Brustspannen verstärken kann. Darüber hinaus kann er die Libido senken. Aufgrund dieser potentiellen Nebenwirkungen kann Mönchspfeffer bei Kinderwunsch manchmal kontraproduktiv sein. Es gibt verschiedene Präparate, die sich für die Einnahme von Mönchspfeffer eignen. Dazu gehören unter anderem:

- „*Agnus castus homöopathisch*"
- „*Mastodynon Tabletten*" von Bionorica, die unter anderem Mönchspfeffer und Cyclamen enthalten
- „*Agnucaston*" ebenfalls von Bionorica
- „*Phyto L Tropfen*" aus Schöllkraut, Mariendistel und Mönchspfeffer.

Mönchspfeffer wird oft als die Kardinalpflanze bei weiblicher Hormonschwäche angesehen und kann die weibliche Fruchtbarkeit steigern. Es ist jedoch wichtig, die oben genannten Vorsichtsmaßnahmen zu berücksichtigen und gegebenenfalls Rücksprache mit einem Arzt zu halten, bevor man Mönchspfeffer einnimmt.

Patchouli - Entspannung pur - Weckt die weibliche Lust

Patchouli ist eine Pflanzenart aus der Familie der Lippenblütler. Sie ist bekannt für das aus ihr gewonnene Patchouliöl. Patchouli ist in Indien und in ganz Südostasien verbreitet. Es besitzt einen erdenden, sinnlichen und manchmal polarisierenden Duft. Manchen Menschen ist er zu schwer oder sogar muffig. In Kombination mit Jasmin, Ylang-Ylang und Frangipani kann Patchouliöl gut in Massageölen verwendet werden, um eine leidenschaftliche Liebesnacht zu fördern. Darüber hinaus hat Patchouli viele Vorteile:

- es wirkt gegen Bakterien, Pilze und Viren, was bei Erkältungen und Herpes hilfreich ist.
- hat starke antioxidative Eigenschaften, schützt Zellen vor oxidativem Stress und bekämpft freie Radikale, was die Zellerneuerung fördert.
- in Tierversuchen an Mäusen sowie in ersten klinischen Untersuchungen an Patienten mit chronisch entzündlichen Krankheiten hat Patchouliöl entzündungshemmende und schmerzlindernde Wirkungen gezeigt, was bei Hauterkrankungen und Wunden hilfreich sein kann.
- der Duft des Öls vertreibt Insekten wie Motten und Mücken.
- wirkt stimmungsaufhellend und kann bei Angstzuständen, Schlafstörungen und Stressreduktion helfen.
- Patchouliöl hat einen ausgleichenden Effekt auf das weibliche Hormonsystem und wirkt aphrodisierend.

Verwenden Sie Patchouliöl sparsam. Bei ätherischen Ölen gilt die Regel: Weniger ist mehr. In den meisten Fällen reichen ein oder zwei Tropfen in Massageöl oder in einer Duftlampe vollkommen aus. Besonders in geschlossenen Räumen kann es sonst schnell Kopfschmerzen verursachen. Patchouli wird auch gerne in wohlduftenden Duschgels oder Bodylotions verwendet. Ich persönlich verwende eine Haarseife mit Patchouli. Massageöle mit Patchouli, Jasmin oder Ylang-Ylang können die Libido steigern. Im Gegensatz zu Yohimbe, Damiana oder Rosmarin sind bei der Aromatherapie keine unerwünschten Nebenwirkungen zu erwarten. Eine aphrodisierende Aromatherapie dieser Art ist auch für Menschen mit Bluthochdruck geeignet. Ätherische Öle können auf angenehme und sichere Weise aphrodisierend und fruchtbarkeitsfördernd wirken, da sie direkt über die Haut aufgenommen werden. Allein Partnermassagen können bereits die Lust steigern.

Patchouliöl kann auf verschiedene Weisen zur Luststeigerung verwendet werden. Hier sind einige Anwendungsmöglichkeiten nochmal zusammengefasst:

1. ***Massageöl:*** Mischen Sie einige Tropfen Patchouliöl mit einem Trägeröl wie Mandelöl, Jojobaöl oder Kokosöl. Verwenden Sie diese Mischung, um Ihren Partner oder sich selbst zu massieren. Der sinnliche Duft des Patchouliöls und die entspannende Wirkung der Massage können die Lust steigern.
2. ***Aromatherapie:*** Geben Sie ein paar Tropfen Patchouliöl in eine Duftlampe oder einen Diffuser und lassen Sie den angenehmen Duft den Raum erfüllen. Sie können dies vor einem romantischen Abend zu zweit tun, um eine sinnliche Atmosphäre zu schaffen.
3. ***Badezusatz:*** Fügen Sie einige Tropfen Patchouliöl zu einem warmen Bad hinzu. Tauchen Sie ein und lassen Sie den entspannenden Duft auf sich wirken. Ein beruhigendes Bad kann Stress abbauen und die Stimmung

verbessern, was sich positiv auf die Lust auswirken kann.

*4. **Parfüm:*** Tragen Sie eine winzige Menge Patchouliöl als Duft auf Ihre Handgelenke oder hinter die Ohren auf. Der Duft des Patchouliöls kann eine aphrodisierende Wirkung haben und die Sinne anregen.

Es ist wichtig, Patchouliöl sparsam zu dosieren, da der Duft sehr intensiv sein kann. Beginnen Sie mit wenigen Tropfen und passen Sie die Menge je nach persönlicher Vorliebe an. Beachten Sie auch, dass ätherische Öle direkt auf die Haut aufgetragen werden sollten, wenn sie zuvor mit einem Trägeröl verdünnt wurden, um Hautreizungen zu vermeiden. Jeder Mensch ist individuell, daher können die Wirkungen von Patchouliöl variieren. Probieren Sie verschiedene Anwendungen aus und finden Sie heraus, welche für Sie am besten funktioniert, um die Lust zu steigern.

Patchouliöl ist in verschiedenen Geschäften erhältlich. Hier sind einige mögliche Bezugsquellen:

- Apotheken: Viele Apotheken führen ätherische Öle, darunter auch Patchouliöl. Fragen Sie einfach bei Ihrer örtlichen Apotheke nach oder erkundigen Sie sich bei einer Online-Apotheke.
- Drogerien: Einige größere Drogerieketten haben eine Auswahl an ätherischen Ölen, darunter möglicherweise auch Patchouliöl. Schauen Sie in den Regalen für Naturkosmetik oder fragen Sie das Personal vor Ort.
- Fachgeschäfte für Naturkosmetik oder Aromatherapie: Geschäfte, die sich auf Naturkosmetik oder Aromatherapie spezialisiert haben, führen oft eine breite Palette ätherischer Öle, darunter auch Patchouliöl. Suchen Sie nach solchen Geschäften in Ihrer Nähe oder suchen Sie

online nach spezialisierten Anbietern.

- Online-Shops: Es gibt eine Vielzahl von Online-Shops, die ätherische Öle verkaufen. Bekannte Plattformen wie Amazon bieten eine große Auswahl an ätherischen Ölen, darunter auch Patchouliöl. Beachten Sie jedoch die Bewertungen und die Seriosität des Verkäufers, um sicherzustellen, dass Sie ein qualitativ hochwertiges Produkt erhalten.

Beim Kauf von ätherischen Ölen ist es wichtig, auf Qualität zu achten. Suchen Sie nach biologisch zertifizierten oder reinen ätherischen Ölen und achten Sie auf eine gute Herstellungs- und Abfüllungspraxis. Lesen Sie auch die Produktbeschreibungen und Kundenbewertungen, um sicherzustellen, dass es sich um ein hochwertiges Patchouliöl handelt. Bitte beachten Sie, dass ätherische Öle potent sind und sorgfältig verwendet werden sollten. Lesen Sie vor der Anwendung die Anweisungen auf der Verpackung und beachten Sie mögliche Warnhinweise oder Kontraindikationen.

Petersilie – die „Geilwurz" aus dem „alten" Rom

Im alten Rom wurde Petersilienkraut als Zeichen dafür angesehen, dass in einer bestimmten Gasse eine „Engelmacherin" illegal Schwangerschaftsabbrüche durchführte. Dies weist auf die abortive Wirkung dieser Pflanze hin, weshalb schwangere Frauen mit Vorsicht damit umgehen sollten.

Die Heilpraktikerin Margret Madejsky zitiert in ihrem Buch „Lexikon der Frauenkräuter" den Spruch: *„Petersilie bringt den Mann aufs Pferd, die Frau unter die Erd."* Dies zeigt die gefährlichen Auswirkungen von Abtreibungen mit einem Petersilienabsud, der tödliche Blutungen auslösen konnte. Schwangere Frauen sollten daher Petersilie als Küchenkraut meiden und auch keine Petersilienwurzel essen, da diese ähnlich wie Pastinake zubereitet werden kann und viel Inulin enthält, was die Darmgesundheit fördert. Der in Petersilie enthaltene Stoff Apiol kann bei übermäßigem Verzehr tatsächlich nierenschädigend sein und zu Frühgeburten führen. Frauen, die abstillen möchten, können zerhackte Petersilienblätter auf ihre Brust legen.

Im alten Rom glaubte man jedoch, dass die Petersilienwurzel eine luststeigernde Wirkung bei Männern habe, weshalb sie auch als „Geilwurz" bezeichnet wurde. Allgemein bekannt ist, dass die Petersilienwurzel Nierensteine auflösen und bei Prostataproblemen helfen kann, was natürlich die männliche Potenz stärkt, da die Prostata eine direkte Rolle bei der Lustentstehung spielt. Heute weiß man, dass das in der Petersilienwurzel enthaltene Anethol in großen Mengen zu erotischen Phantasien und einem starken Rausch führen kann.

Bitte beachten Sie: Während der Schwangerschaft sollten Sie Petersilie als Küchenkraut und Petersilienwurzel aufgrund der abortiven Wirkung meiden. Vermeiden Sie auch den Verzehr bei entzündlichen Nierenerkrankungen, da Petersilie reizend auf die Harnleiter wirken kann. Männer können Petersilie bei Impotenz nutzen, sollten jedoch bei entzündeten Harnleitern äußerst vorsichtig sein. Einige Menschen reagieren allergisch auf Petersilienkraut im Salat.

Petersilienkraut wurde im alten Rom als „Geilwurz" angesehen, die die Potenz des Mannes steigern sollte, während es für Frauen als teilweise tödliches Abtreibungsmittel galt. Ähnlich potenzsteigernd wie Petersilie, jedoch ungefährlicher für Frauen, ist Basilikum. Das aromatische Gewürzkraut passt nicht nur gut zu Tomate und Mozzarella, sondern ihm wird auch eine aphrodisierende Wirkung nachgesagt. Früher schmückte man das Zimmer des Brautpaares mit Basilikum und alte Kräuterbücher enthalten Rezepte für lustbringende Potenzsalben. Geben Sie Basilikum zu Mozzarella oder kochen Sie einige Blätter als Tee auf.

Petersilie wird traditionell als Potenzmittel für Männer angesehen. Hier sind einige Anwendungsmöglichkeiten:

- ***Roh verzehren:*** Essen Sie frische Petersilie als Teil Ihrer täglichen Ernährung. Sie können sie zu Salaten, Suppen, Smoothies oder anderen Gerichten hinzufügen.
- ***Petersilientee:*** Bereiten Sie einen Tee aus Petersilie zu, indem Sie frische oder getrocknete Petersilie mit heißem Wasser übergießen und es einige Minuten ziehen lassen. Trinken Sie den Tee regelmäßig, um die potenzsteigernde Wirkung zu unterstützen.
- ***Potenzsalben:*** In einigen alten Kräuterbüchern werden Rezepte für Potenzsalben mit Petersilie erwähnt. Wenn Sie daran interessiert sind, können Sie recherchieren und entsprechende Rezepte finden, um Ihre eigene Potenzsalbe herzustellen.

Es ist jedoch wichtig zu beachten, dass die potenzsteigernde Wirkung von Petersilie wissenschaftlich nicht ausreichend belegt ist. Es gibt keine Garantie, dass Petersilie tatsächlich eine signifikante Auswirkung auf die Potenz hat.

Potenzholz – Muira Puama – das Viagra des Amazonas

Bei dem Potenzholz handelt es sich um einen strauchartigen Baum, der eine Höhe von bis zu 15 Metern erreichen kann und eine leicht rosa gefärbte Rinde hat. Seine Blüten duften ähnlich wie Jasmin. Die Indianer des Amazonas verwenden die getrocknete Rinde und Wurzel von Muira Puama unter anderem als Tee zur Behandlung von Impotenz und Unfruchtbarkeit, aber auch zu allgemeinen Heilzwecken. Sie können einen Tee aus der Rinde des Baumes zubereiten, indem Sie 2 Esslöffel des geschnittenen Holzes für 20 Minuten in einem Viertel Liter Wasser kochen. Alternativ können Sie die Rinde auch in hochprozentigem Alkohol einlegen, was eine stärkere Wirkung haben soll.

Der Name „*Muira Puama*" umfasst verschiedene Pflanzenarten, meist Bäume und Sträucher, die in den Regenwäldern Südamerikas am Amazonas, Rio Negro und Orinoco wachsen. Die Einheimischen nennen sie auch „marapuama", „muirapuama" oder „mirantã", was frei übersetzt „Baum der Potenz" bedeutet.

Die Pflanze wird seit vielen Jahrhunderten in der Volksmedizin der indigenen Kulturen Südamerikas verwendet. Muira Puama ist besonders bei den Indianern wegen ihrer aphrodisierenden Eigenschaften beliebt. Sie glauben, dass die Pflanze eine heilende Wirkung auf die Libido hat, weibliche Frigidität heilt und die sexuelle Leistungsfähigkeit von Männern verbessert. Man kann Aufgüsse aus der Wurzel und Rinde zubereiten, um Impotenz zu behandeln. Muira Puama ist auch in der *British Herbal Society* aufgeführt und wird dort unter anderem als Mittel gegen Ruhr und Impotenz genannt. In Europa wurde Muira Puama auch bei weiblicher Unfruchtbarkeit eingesetzt, insbesondere zur Linderung von Menstruationsstörungen. Die Wurzel und Rinde der Pflanze sind reich an Fettsäuren, ätherischen Ölen und Pflanzensterolen. Muira Puama enthält Lupeol, das eine antiseptische und entzündungshemmende Wirkung hat. Es wird angenommen, dass Muira Puama seine aphrodisierende Wirkung dem enthaltenen Beta-Sitosterol verdankt. Darüber hinaus enthält die Pflanze Kaffeesäure, Kampfer, Cumarin, Theobromin und Vanillinsäure, um nur einige zu nennen.

Die Indianer im Amazonasgebiet verwenden Muira Puama seit Jahrhunderten zur Behandlung von neuromuskulären Beschwerden, Rheuma, Erkältungen, Kreislauf- und Verdauungsproblemen. Es wurde auch als Heilmittel für die Beriberi-Krankheit oder den Vitamin-B1-Mangel eingesetzt. Eine Abkochung der Wurzel wurde Bädern zugesetzt und für Massagen verwendet. Ein Aufguss aus Rinde und Wurzel wird nicht nur als Getränk konsumiert, sondern auch als Tonikum verwendet.

Man glaubte, dass Muira Puama eine schmerzlindernde Wirkung hat, den Blutdruck reguliert, sich positiv auf die Stimmung auswirkt und Stressgefühle reduziert. Ähnlich wie Mate-Tee soll auch der Muira Puama Tee belebend wirken. Im Jahr 1930 wurde Muira Puama in einem Buch mit dem Titel „Notas Sobre Plantas Brasilerias“ des brasilianischen Wissenschaftlers Meiro Penna beschrieben. Darin wurden unter anderem Experimente von Dr. Rebourgeon in Frankreich zitiert, die die Wirksamkeit der Pflanze bei Impotenz und Verdauungsstörungen untersuchten. Auch nach dem Krieg wurden weitere Entdeckungen gemacht, vor allem in den 1960er und 1980er Jahren, und die Ergebnisse der Forschung könnten Sie überraschen. Dr. Jacques Waynberg führte am

Pariser Institut für Sexualforschung Experimente mit Muira Puama durch, und die Ergebnisse waren erstaunlich. An einer Studie nahmen 262 Patienten teil, die unter mangelndem Verlangen und Erektionsproblemen litten. Nicht weniger als 62% der Probanden erlebten nach nur zwei Wochen des Konsums der Pflanze eine Steigerung der Libido, und 51% der Patienten stellten eine deutliche Verbesserung fest.

In einer anderen Studie wurden 100 Patienten mit sexuellen Funktionsstörungen untersucht. Jeder von ihnen nahm täglich 1,5 Gramm des Pflanzenextrakts ein. Dieses Mal dauerte das Experiment länger. Am Ende der Studie berichteten bis zu 66% der Teilnehmer, dass die Häufigkeit des Geschlechtsverkehrs zugenommen habe. In einer Gruppe von 46 Teilnehmern, die über völlige Lustlosigkeit klagten, stellten 70% der Probanden eine gesteigerte Libido fest. Muira Puama zeigte eine 100%ige Wirksamkeit bei 26 Teilnehmern, die an „sexueller Schwäche" litten, indem es die Schwäche bei allen beseitigte. Der Abschlussbericht ergab, dass Muira Puama bei 85% der Studienteilnehmer die Libido steigern konnte.

Im Laufe der Jahre wurde die Pflanze auch auf andere Eigenschaften hin untersucht. Es wurde festgestellt, dass der Muira-Puama-Extrakt eine positive Wirkung auf das zentrale Nervensystem hat und adaptogene, stresshemmende und ermüdungsmindernde Effekte aufweist. Berichten zufolge reduziert Muira Puama Stress, entspannt, reguliert das endokrine System, verbessert das Gedächtnis, senkt den Blutdruck und hat eine schmerzlindernde Wirkung. Die empfohlene Dosierung einer Muira-Puama-Tinktur beträgt maximal 2-3 Teelöffel pro Tag. Was den Aufguss betrifft, sollten Sie nicht mehr als 1-2 Tassen pro Tag trinken. Es wird empfohlen, Muira Puama nicht vor dem Schlafengehen einzunehmen, da diese Pflanze auch ohne Koffein belebend wirken kann. Zu beziehen aus dem Reformhaus oder der Apotheke.

Cave: Bislang haben Studien keine Nebenwirkungen von Muira Puama gezeigt, aber Schwangerschaft, Stillen und Überempfindlichkeit gegen die Pflanze werden als Gegenanzeigen für ihre Verwendung angegeben.

Pregnenolon – die „Urgroßmutter" aller Hormone

Ist der Pregnenolonspiegel gestört, sind auch die Steroidhormone betroffen. Bei jeglicher Hormonschwäche sollte man daher bei dem Pregnenolon ansetzen. Pregnenolon ist ein ausgezeichnetes „Anti-Aging-Mittel" und ein wahrer „Hormonbooster" sowohl für die „weiblichen" als auch die „männlichen" Sexualhormone. Als Ausgangsstoff für die meisten Steroidhormone fungiert Pregnenolon zudem als körpereigener Botenstoff im Gehirn. Es wird größtenteils in den Nebennierenrinden produziert, aber auch im Gehirn, in der Leber, der Haut, den Hoden, den Eierstöcken und in der Netzhaut des Auges.

Pregnenolon wird aus Cholesterin hergestellt. Ja, Sie haben richtig gehört: Cholesterin, das von den meisten von uns gefürchtet und verdammt wird. Dabei ist Cholesterin ein lebenswichtiger Baustoff im Körper und nicht von Natur aus böse, wie Dr. Anne Fleck in ihrem bahnbrechenden Buch „Ran an das Fett" anschaulich erklärt und den Mythos vom bösen Cholesterin widerlegt. Gute Fette aus Nüssen, Avocados, Makrele, Lachs, Sardinen und Hering sind keineswegs die Bösewichte, sondern sehr gesund. Vermeiden Sie stattdessen Kohlenhydrate wie Nudeln, Reis und Kartoffeln und kombinieren Sie Lachs mit Salat und grünem Gemüse. Meiden Sie insbesondere Weißmehl und Zucker, da diese Entzündungen im Körper fördern und den Hormonhaushalt stören, was sich negativ auf Potenz und Fruchtbarkeit bei beiden Geschlechtern auswirkt.

Pregnenolon wird für seine Anti-Aging-Eigenschaften geschätzt. Es soll eine positive Wirkung auf das Gehirn haben, die geistige Leistungsfähigkeit steigern und bei älteren Männern die männliche Potenz sowie bei älteren Frauen die Fruchtbarkeit verbessern. Es wird vermutet, dass ein unausgeglichener Steroidhormonhaushalt an der Entstehung von Autoimmunerkrankungen wie rheumatoider Arthritis, systemischem Lupus erythematodes oder Multipler Sklerose (MS) beteiligt ist. Bei RA- und SLE-Patienten sind zum Beispiel die Progesteron- und DHEA-Spiegel häufig signifikant niedriger als bei gesunden Patienten.

Interessanterweise ist Pregnenolon wesentlich besser verträglich als Cortison, das sonst zur Behandlung von rheumatischen Schmerzen verwendet wird. Eine gute Quelle für Pregnenolon ist die *wilde Yamswurzel* aus Mexiko, die zudem reich an natürlichem Progesteron ist und Frauen mit Kinderwunsch unterstützen kann. Auf die Yamswurzel werde ich später noch genauer eingehen.

Pregnenolon ist das einzige Hormon, das nicht verschreibungspflichtig ist und online als Kapseln oder Pulver bestellt werden kann. Pregnenolon-Pulver kann beispielsweise in Porridge oder Smoothies eingerührt werden. Bei Männern regt Pregnenolon die körpereigene Produktion von Testosteron an und kann somit die Libido stärken, und das mit deutlich weniger Nebenwirkungen im Vergleich zu synthetischem Testosteron. Letzteres erhöht aufgrund seiner anabolen Wirkung das Risiko von Herzinfarkt und Schlaganfall, weshalb synthetisches Testosteron auf der Dopingliste (Kölner Liste) steht.

Ein Testosteronmangel bei Männern, der oft bereits ab Mitte 30 auftritt, kann zu einer Schwächung der Spermien führen. DHEA und Pregnenolon können dabei helfen, die körpereigene Produktion von Testosteron anzuregen, was sich positiv auf die körperliche Leistungsfähigkeit, Potenz sowie die Menge und Qualität der Spermien auswirken kann. Ein Testosteronmangel ist häufig eine medizinische Ursache für männliche Impotenz und Unfruchtbarkeit.

Insbesondere bei Kinderwunsch sollte daher auch der männliche Hormonhaushalt überprüft und ein Spermiogramm durchgeführt werden, um Informationen über die Menge und Qualität der Spermien zu erhalten. Wie viele Spermien gibt es? Sind sie beispielsweise richtig geformt und beweglich? Manchmal kann die männliche Zeugungskraft beeinträchtigt sein, wenn der Mann Unterleibsentzündungen wie Hodenentzündungen (oft als Folge einer Mumpsinfektion) oder eine Prostataentzündung hatte. Unterleibsentzündungen schwächen die männliche Fruchtbarkeit. Daher sollten bei Kinderwunsch und bei wiederkehrenden Unterleibsentzündungen beide Partner untersucht werden, obwohl dies für Männer oft unangenehm ist. Manchmal muss die Frau ihren Partner förmlich zum Urologen und in die Kinderwunschsprechstunde ziehen.

Ein wirksames Mittel bei Entzündungen im männlichen Genitaltrakt ist das Majorona Vaginalgel von Wala, das Frauen bei Unterleibsentzündungen anwenden und auch beim Mann verwendet werden kann. Männer, die zu Unterleibsentzündungen neigen, sollten ihr Glied vor dem Geschlechtsverkehr mit diesem antiviralen, antibakteriellen und pilzfeindlichen Gel einreiben und auf die Benutzung der Sitzheizung im Auto verzichten. Die Spermien mögen es nicht warm. Synthetische Unterwäsche, Strings und zu enge Jeans können die Fruchtbarkeit des Mannes ebenfalls einschränken.

Keine Sorge, wenn das Spermiogramm nicht den gewünschten Ergebnissen entspricht. Es gibt viele Maßnahmen, die Männer ergreifen können, um die Spermien zu verbessern und fruchtbarer zu werden. Einige Pflanzen wie Liebstöckel, Brennnessel und Macaknolle haben Sie bereits kennengelernt, andere werden Sie in diesem Buch noch kennenlernen. Eine Alternative zu synthetischem Testosteron sind homöopathische Präparate, die auf sanfte und nebenwirkungsarme Weise die körpereigene Testosteronproduktion anregen können.

Folgende Präparate werden empfohlen:

- ***Testes comp.*** (Wala): Hilft bei Hodenschwäche und fördert die Spermienproduktion.
- ***Testosteron D4 Globuli und Cremes***: Cremes haben den Vorteil, dass die Wirkstoffe über die Haut aufgenommen werden und nicht umständlich in der Leber verstoffwechselt werden müssen.
- ***Hypophysis stannum:*** Regt die Hormonproduktion in der Hypophyse an, dem Steuerzentrum des Hormonsystems.
- ***HSC-Globuli:*** Homöopathische Komplexmittel, die nicht nur einzelne Hormone, sondern auch entsprechende Hormonvorstufen enthalten. Die verwendeten bioidentischen Hormone werden von Hand potenziert.

- ***Bioidentisches Testosteron:*** Nur nach einem Hormoncheck und in Absprache mit Ihrem Urologen.

Bitte beachten Sie, dass diese Informationen lediglich Empfehlungen darstellen und es wichtig ist, einen Arzt oder Fachmann zu konsultieren, um die richtige Behandlung für Ihre individuellen Bedürfnisse zu finden.

Rosenwurz bei Potenzproblemen

Rosenwurz (Rhodiola rosea) gehört zur Gattung Rhodiola in der Familie der Dickblattgewächse. Die Pflanze ist hauptsächlich in arktischen Regionen und in den Höhenlagen der Nordhalbkugel verbreitet. Sie gedeiht besonders gut auf feuchten Böden und in feuchten Felsspalten. Die Wurzeln sind Pfahlwurzeln, und der knollige Stamm, den die Wurzel bildet, verströmt bei Verletzung einen duftenden Rosenduft. Daher stammt auch der deutsche Name *Rhodiola rosea.*

Forscher vermuten, dass die Pflanze Veränderungen im Serotonin- und Dopaminspiegel bewirkt. Dies könnte auf eine Vielzahl verschiedener biochemischer Prozesse zurückzuführen sein. Es gibt jedoch bisher keine wissenschaftlichen Belege dafür.

In der russischen Volksmedizin wird die Pflanze jedoch seit vielen Jahrhunderten verwendet. Rosenwurz schützt die Zellen vor Sauerstoffmangel und oxidativen Schäden. Es verbessert die Sauerstoffaufnahme in den Zellen und die Sauerstoffsättigung. Darüber hinaus bekämpft Rosenwurz Symptome von Stress wie Erschöpfung und Konzentrationsschwäche, spendet Energie und wirkt stimulierend. Es erhöht als Adaptogen die Stresstoleranz und hat eine langfristige

„Anti-Stress"-Wirkung. Rosenwurz stärkt den Körper und schützt vor Stress. In der russischen, chinesischen und tibetischen Medizin wird Rosenwurz traditionell eingesetzt, um geistige und körperliche Leistungsfähigkeit zu verbessern. Dazu gehören auch nervöse oder sexuelle Störungen, Erkrankungen des Magen-Darm-Trakts oder Infektionskrankheiten.

Rhodiola rosea wird als adaptogene Heilpflanze angesehen. Das bedeutet, dass ihre spezifischen Inhaltsstoffe den menschlichen Organismus widerstandsfähiger gegen verschiedene Stressfaktoren machen sollen, indem sie bestimmte physiologische Reaktionen beeinflussen, wie die Ausschüttung von Stresshormonen oder bestimmte Botenstoffe im Gehirn stimulieren. Die potenzsteigernde Wirkung wird oft auf die stressreduzierende Wirkung von Rosenwurz zurückgeführt, da ein großer Teil der Potenzprobleme auf Stress zurückzuführen ist. In der traditionellen russischen Medizin wurden gute Erfahrungen mit der Anwendung von Rosenwurz zur Behandlung von Potenzproblemen gemacht.

Bitte beachten Sie: Es gibt derzeit keine belastbaren wissenschaftlichen Ergebnisse zu Rosenwurz. In einer sehr kleinen Studie berichteten 26 von 35 Männern mit erektiler Dysfunktion und/oder vorzeitiger Ejakulation über Verbesserungen ihrer sexuellen Funktion nach einer dreimonatigen Behandlung mit Rhodiola rosea. Da jedoch nur der subjektive Eindruck der Probanden erfasst wurde und es unklar ist, wie viele der Probanden unter erektiler Dysfunktion bzw. vorzeitiger Ejakulation litten, sind die Ergebnisse wenig aussagekräftig. Zudem ist die Gesamtzahl der Teilnehmer zu gering, um weitreichende Schlussfolgerungen zu ziehen. Es gibt eine weitere Studie, die sich mit der Wirkung von Rosenwurz bei sexuellen Funktionsstörungen befasst. Dort äußerten sich

75% der 40 Teilnehmer positiv über die Auswirkungen auf ihre sexuelle Leistungsfähigkeit. Allerdings wurden in der Studie weder Informationen darüber angegeben, ob es sich ausschließlich um Männer handelte noch ob sie an erektiler Dysfunktion litten. Auch diese Studie ist daher wissenschaftlich nicht belastbar. Daher beruht die Verwendung von Rosenwurz zur Potenzsteigerung derzeit hauptsächlich auf Erfahrungen aus der Kräuterheilkunde. Es wird empfohlen, Rosenwurz während der Schwangerschaft nicht einzunehmen. Idealerweise sollte Rosenwurz in Kapselform eingenommen werden.

Rosmarin – das Feuer in der Beziehung aufrechterhalten und den Tiger im Mann wecken

In alten Hochzeitsbräuchen wurde Rosmarin in den Brautkranz eingeflochten, um die Liebe des Brautpaares für immer jung zu halten. Und was hält eine Liebe am besten jung? Erfüllte Sexualität und Nachwuchs, wenn ein Paar sich dies wünscht. Rosmarin wirkt in diesem Zusammenhang wunderbar, da er den Kreislauf anregt und sanft aphrodisierend wirkt. Besonders geeignet ist Rosmarin für Frauen, die häufig frieren, kalte Füße haben und eine kalte Unterleibstemperatur (Bauch und Nierengegend) aufweisen, wodurch sie ihre Sexualität nicht genießen können.

Zusätzlich fördert Rosmarin die Menstruationsblutung, wenn sie zu schwach ist, und stärkt die Eierstöcke. Rosmarintee kann einer Frau helfen, die lange Zeit die Pille eingenommen hat, wodurch ihre körpereigene Hormonproduktion geschwächt ist und dies manchmal zu einer ausbleibenden Blutung (Amenorrhoe) führt. Bitte machen Sie vor der Einnahme von blutungsanregenden Kräutern wie Rosmarin,

Eisenkraut oder Beifuß einen aktuellen Schwangerschaftstest, da eine Amenorrhoe auch auf eine Schwangerschaft hinweisen kann. Sie können Rosmarintee trinken und auch Ihrem Mann täglich eine Tasse geben, da er seine Keimdrüsenaktivität anregt und den „Tiger“ in ihm weckt. Auch Rosmarinkartoffeln eignen sich als sanft aphrodisierendes Abendessen. Auf aphrodisierende Lebensmittel werde ich später noch genauer eingehen.

Frauen sollten den Rosmarintee in der ersten Hälfte ihres Zyklus trinken, um den Eisprung zu fördern. Wenn er nach dem Eisprung getrunken wird, unterstützt er die Menstruationsblutung, wenn die Blutung eher schwach ist. Eine köstliche Option ist auch Rosmarinwein: Nehmen Sie 2 Handvoll frische Rosmarinzweige, geben Sie sie in ein Einweckglas und übergießen Sie sie mit hochwertigem Weißwein. Stellen Sie das Glas für zwei Wochen auf die sonnige Fensterbank, sieben Sie den Wein anschließend ab und genießen Sie ihn.

Dieses alte und leckere Hausmittel aus Griechenland spricht vor allem Männer an und stärkt Libido und Kreislauf. Wenn Sie schwanger sind oder unter hohem Blutdruck leiden, sollten Sie vorsichtig mit Rosmarin umgehen, ebenso bei zu starken Blutungen. Die Zubereitung von Rosmarintee ist relativ einfach. Hier ist eine Anleitung, wie Sie Rosmarintee zu Hause herstellen können:

Zutaten:
- 1 Teelöffel getrocknete Rosmarinblätter (*alternativ frische Rosmarinzweige verwenden*)
- 1 Tasse Wasser

Anleitung:

- Bringen Sie das Wasser in einem Wasserkocher oder einem Topf zum Kochen.
- Geben Sie die getrockneten Rosmarinblätter in eine Teekanne oder ein hitzebeständiges Gefäß.
- das kochende Wasser über die Rosmarinblätter gießen
- die Teekanne oder das Gefäß abdecken und den Tee etwa 5-10 Minuten ziehen lassen, je nachdem wie stark Sie den Geschmack bevorzugen.
- Nach der Ziehzeit den Tee abseihen, um die Rosmarinblätter zu entfernen.
- den Rosmarintee in eine Tasse gießen und genießen. Sie können den Tee auch abkühlen lassen und als Eistee servieren.

Hinweis: Wenn Sie frische Rosmarinzweige verwenden, können Sie sie vor dem Aufgießen etwas zerkleinern oder mit einem Mörser leicht andrücken, um das Aroma freizusetzen. Die Ziehzeit kann auch angepasst werden, je nachdem wie intensiv Sie den Geschmack des Rosmarins bevorzugen.

Sellerie - die Powerstange für den potenten Mann

Sellerie, sowohl die Knolle als auch die Stange, war bereits im alten Ägypten äußerst beliebt. Dort wurde Sellerie zusammen mit Zimt und Kardamom verzehrt, in der Hoffnung auf eine schnelle Steigerung der Potenz. Die alten Römer schmückten das Ehebett mit Sellerie, um die Potenz des Mannes zu erhöhen. Zusätzlich wirkt Sellerie entzündungshemmend und senkt den Blutdruck aufgrund seines hohen Kaliumgehalts. Zudem hat Sellerie eine entwässernde und entgiftende Wirkung.

Sellerie enthält Inhaltsstoffe, die ähnlich wie die Pheromone in Achselschweiß die sexuelle Lust anregen können. Das ätherische Öl Apin fördert die Produktion von Sexualhormonen. Also, ran an die Selleriestange - sei es in einem Gemüseeintopf, als Rohkost mit Dip oder als Bestandteil eines Smoothies. Alternativ kannst du den fein gehackten Sellerie auch zwei Wochen lang in 50 ml Alkohol einlegen und daraus eine Tinktur herstellen.

Aber Vorsicht: Sellerie sollte bei Nierenschwäche und während der Schwangerschaft vermieden werden. Bei übermäßigem Verzehr kann Sellerie toxische Wirkungen haben und allergische Reaktionen auslösen. Achte unbedingt darauf, Bio-Qualität zu kaufen.

Um eine Sellerie-Tinktur zur potenzsteigernden Wirkung herzustellen, folgen Sie dieser Anleitung:

Zutaten:

- 1 große Selleriestange
- 200 ml hochprozentiger Alkohol (*z. B. Wodka oder Korn*)

Anleitung:

- Waschen Sie die Selleriestange gründlich ab, um eventuelle Schmutzrückstände zu entfernen.
- Schneiden Sie die Selleriestange in kleine Stücke oder hacken sie fein.
- Geben Sie die zerkleinerten Selleriestücke in ein sauberes Einweckglas oder einen anderen verschließbaren Behälter.
- Gießen Sie den hochprozentigen Alkohol über die Selleriestücke, sodass sie vollständig bedeckt sind.
- Verschließen Sie das Glas fest mit einem Deckel.

- Stellen Sie das Glas an einen kühlen, dunklen Ort und lasse es für etwa 2 Wochen ziehen. Während dieser Zeit findet die Extraktion der Wirkstoffe aus dem Sellerie statt.
- Schüttlen Sie das Glas regelmäßig, mindestens einmal pro Tag, um die Wirkstoffe gut zu verteilen.
- Nach 2 Wochen die Tinktur abseihen, um die Sellerie-reste zu entfernen. Verwenden Sie dazu ein feines Sieb oder ein Käsetuch.
- Füllen Sie die Tinktur in eine dunkle Glasflasche mit einem Tropfenaufsatz oder einer Pipette.
- Beschriften Sie die Flasche mit dem Inhalt und dem Datum der Herstellung.

Anwendung:

Nehmen Sie je nach Bedarf einige Tropfen der Sellerie-Tinktur ein. Sie können die Tinktur beispielsweise in Wasser oder Saft verdünnen. Beachten Sie jedoch, dass es keine wissenschaftlichen Belege für die potenzsteigernde Wirkung von Sellerie gibt und dass die individuelle Wirkung variieren kann. Hinweis: Bei gesundheitlichen Problemen oder Unsicherheiten bezüglich der Anwendung von Sellerie-Tinktur ist es ratsam, einen Arzt oder Heilpraktiker zu konsultieren.

Shatavari – für die weibliche Fruchtbarkeit

Im Ayurveda, der traditionellen Medizin Indiens, gilt Shatavari, auch bekannt als indischer Spargel, als eine der bedeutendsten Pflanzen für Frauen. Es wird zur Unterstützung der Fruchtbarkeit, Steigerung der Libido, Erhaltung der Schwangerschaft und Linderung von Beschwerden in den Wechseljahren eingesetzt.

Shatavari hat eine bekannte blutreinigende Wirkung und stärkt das Shukra-Dhatu, das Fortpflanzungsgewebe, was sich positiv auf die weibliche Fruchtbarkeit auswirken kann. Es nährt die Gebärmutter, stärkt die Eierstöcke und versorgt die Eizellen mit wichtigen Nährstoffen.

Im Ayurveda wird Shatavari bei Unfruchtbarkeit, drohender Fehlgeburt, Ausfluss, prämenstruellem Syndrom (PMS) und verlängerten Menstruationsblutungen empfohlen. Diese wunderbare Pflanze unterstützt die weibliche Potenz und stärkt die Libido der Frau. Beim Mann kann Shatavari die Samenbildung fördern und die männliche Fruchtbarkeit steigern, insbesondere bei Problemen mit dem Spermiogramm.

Sie können Shatavari als Pulver in warmem Wasser einnehmen oder Shatavariöl für Bauchmassagen verwenden. Das Öl hat einen herrlichen Duft und nährt sowie stärkt den weiblichen Unterleib. Bitte beachten Sie, dass die Verwendung von Shatavari oder anderen pflanzlichen Präparaten zur Unterstützung der Fruchtbarkeit immer in Absprache mit einem medizinischen Fachpersonal erfolgen sollte, insbesondere wenn Sie bereits Fruchtbarkeitsprobleme haben oder eine Schwangerschaft planen.

Im Gegensatz zu einigen anderen Frauenkräutern wie Beifuß, Erzengelwurz oder Rosmarin, die die Gebärmutter stark tonisieren und die Menstruationsblutung anregen können, kann Shatavari nicht nur während des Kinderwunschs, sondern auch während der Schwangerschaft eingenommen werden. Shatavari ist ein wunderbares Tonikum, das während der gesamten Schwangerschaft verwendet werden kann und vor Fehlgeburten schützt. Es hat positive Auswirkungen auf die Entwicklung des Embryos und fördert eine gesunde Brustentwicklung bei der Mutter, was für das spätere Stillen wichtig ist. Nach der Geburt kann Shatavari auch die Milchproduktion anregen.

Wenn Sie jedoch zu Übergewicht neigen, sollten Sie von der Einnahme von Shatavari absehen. Es kann nicht nur das Gewebe der Gebärmutter, sondern auch Hüften und Brüste vermehren, was zu einem kleinen Bauch führen kann, auch wenn Sie nicht schwanger sind.

Wenn Sie Myome, Zysten oder Tumore in der Gebärmutter haben, sollten Sie Shatavari nicht einnehmen, da es das Wachstum dieser Gewebearten begünstigen kann. Bevor Sie Shatavari oder andere Heilkräuter einnehmen, sollten Sie unbedingt Ihren Frauenarzt aufsuchen und sich gründlich untersuchen lassen. Ein aktueller Ultraschall ist besonders wichtig, um festzustellen, ob Sie Myome haben oder andere gesundheitliche Bedenken bestehen.

Wenn Myome und starke Myomblutungen sich negativ auf die Chance einer Schwangerschaft auswirken können und Shatavari in diesem Fall nicht empfohlen wird, da es das Wachstum von Myomen begünstigen könnte, sollten Sie stattdessen das blutstillende *Ashokakraut* (als Pulver in etwas Milch) einnehmen, um starke Blutungen zu lindern.

Auch *Berberitze* (als *berberis uterus comp. Globuli*) von Wala sowie unsere heimischen Pflanzen *Silbermantel* und *Schafgarbe* (*als Teemischung mit Brennnessel zur Blut- und Eisenaufbau*) sind gut geeignet, um unliebsamen Myomen entgegenzuwirken und die Wahrscheinlichkeit einer Schwangerschaft zu erhöhen. Neben dem regelmäßigen Trinken von Schafgarbentee haben sich auch Sitzbäder mit Schafgarbentee bei

Myomen bewährt. Frauen mit starken Blutungen profitieren nicht nur von der Einnahme von Ashokapulver (ab dem 5. Tag der Menstruation bis zum Einsetzen der nächsten Blutung), sondern auch von Schafgarbe, Blutwurz, Hirtentäschelkraut und Wiesenknopf - unseren heimischen Mitteln zur Blutstillung bei Myomblutungen.

Schafgarbe ist eines der besten blutstillenden Kräuter bei Myomblutungen und kann als Tee sowie als Sitzbad angewendet werden. Blutwurz, auch bekannt als *Tormentilla*, ist eine hervorragende Pflanze bei blutigem Durchfall, aber auch bei übermäßigen Menstruationsblutungen und Myomen. Sie kann als Tee (*die Wurzel färbt den Tee blutrot, daher der Name*) oder als Urtinktur verwendet werden. Blutwurz kann gut mit Hirtentäschelkraut kombiniert werden, da Hirtentäschelkraut, im Gegensatz zur Blutwurz, nicht stopfend wirkt. Allein ist es manchmal jedoch nicht ausreichend, um Blutungen zuverlässig zu stoppen, da es die Kontraktionen der Gebärmutter anregen könnte. In homöopathischer Form (*Tormentilla comp.*) ist es ebenfalls geeignet, hier wirkt es nicht so stark stopfend. Bei einer bekannten Neigung zur Verstopfung ist eine homöopathische Behandlung ratsam.

Hirtentäschelkraut wirkt einerseits blutflusshemmend, aber andererseits auch ähnlich wie Oxytocin, wodurch der Blutfluss manchmal angeregt wird. Das macht es perfekt für Situationen wie eine stockende Nachgeburt oder einen stockenden Wochenfluss. Es regt die Kontraktion der Gebärmutter an, was besonders bei der Nachgeburt sehr hilfreich ist. Es kann gut in Kombination mit Blutwurz, Schafgarbe und Silbermantel verwendet werden, da sie alle potente Blutstillungsmittel sind. Hirtentäschelkraut hilft auch bei zu starker Menstruation und Myomen.

Der *Wiesenknopf* wird ebenfalls als homöopathisches Mittel (*Sanguisorba officinalis*) bei Zwischenblutungen eingesetzt. Frauen, die unter starken Blutungen leiden, Myome bekämpfen wollen und ihre Fruchtbarkeit fördern möchten, können auch auf folgende Fertigarzneien zurückgreifen:

- *Menodoron von Weleda* - enthält unter anderem Schafgarbe und Hirtentäschelkraut.
- *Styptik von Soluna* (Nr.21) - enthält Brennnesselfrüchte, Brennnesselkraut, Eichenrinde, Hirtentäschelkraut, Johanniskraut, Ratanhiawurzel, Schafgarbenkraut, Spitzwegerichkraut, Tormentillwurzelstock und Wiesenknöterichwurzelstock.

Neben Schafgarbe und Beifuß ist der Frauenmantel eine der wichtigsten heimischen Heilpflanzen für Frauen. Der Frauenmantel (*Alchemilla vulgaris*) erhält die Fruchtbarkeit, stärkt die Schwangerschaft und kann bei fast allen Frauenbeschwerden eingesetzt werden. Der Name „Frauenmantel" leitet sich von den Blättern ab, die einem wehenden Frauenmantel ähneln. Es ist das beste Frauenkraut überhaupt! Der Frauenmanteltee regeneriert die Gebärmutter, reguliert die Gelbkörperhormone, lindert Menstruationsbeschwerden und wirkt blutungsregulierend. Daher kann Frauenmanteltee bei starken Menstruationsblutungen verwendet werden und ist auch vor Operationen einsetzbar.

Mir hat der Frauenmantel immer sehr gut geholfen, meine starken Schmerzen während der Menstruation zu lindern. Anders als viele andere Menstruationskräuter kann der Frauenmantel auch während der Schwangerschaft weiter eingenommen werden, insbesondere wenn ein erhöhtes Risiko für Fehlgeburten besteht, da er eine schwangerschaftserhaltende Wirkung hat. Bei Blasenentzündungen oder Scheideninfektionen empfehle ich, einen Frauenmanteltee aus der Apotheke zu besorgen und damit ein Sitzbad zu machen. Der Frauenmantel enthält Gerbstoffe, die entzündungshemmend wirken. Dies ist besonders sinnvoll bei Kinderwunsch, da Blasenentzündungen und Scheideninfektionen das sexuelle Verlangen der Frau beeinträchtigen können.

Es ist interessant zu wissen, dass sich über Nacht geheimnisvolle Tropfen auf den Blättern des Frauenmantels bilden. Die Alchemisten glaubten, es handle sich um flüssiges Gold und sammelten frühmorgens die goldschimmernden Tautropfen ein, um damit zu experimentieren. Allerdings enthalten diese Tropfen tatsächlich Wasser und kein Gold.

Doch zurück zur Heilkraft des Frauenmantels:
Es ist eine wirklich faszinierende Pflanze mit einer Vielzahl heilender Eigenschaften. In der Volksmedizin wird der Frauenmanteltee zur Linderung von Menstruationsbeschwerden eingesetzt. Die Germanen weihten den Frauenmantel der Liebesgöttin Freya, und die Römer verehrten ihn als Symbol für die Göttin Venus. Für die Anwendung wird das gesamte Kraut außer der Wurzel verwendet. Es enthält etwa sechs bis acht Prozent Gerbstoffe und etwa zwei Prozent Flavonoide. Gerbstoffe haben adstringierende Eigenschaften, das heißt, sie ziehen Haut und Schleimhaut zusammen.

Die Gerbstoffe im Frauenmantel können kleine oberflächliche Wunden in der Mundschleimhaut und auch in der Scheide abdichten, was wiederum den Geschlechtsverkehr erleichtert. Schmerzhafte Scheidenbeschwerden und Schmerzen beim Sex wirken sich negativ auf die Libido aus.

Frauen setzen Frauenmanteltee ein, um Menstruationsstörungen zu lindern, da er eine gestagenartige Wirkung hat, krampflösend wirkt und die Empfängnisbereitschaft fördert. In der ersten Hälfte des Menstruationszyklus regt der Frauenmantel den Eisprung an und fördert die Fruchtbarkeit. In der zweiten Hälfte des Zyklus reguliert er die Gelbkörperhormone, lindert PMS-Beschwerden und wirkt krampflösend bei Regelschmerzen. Dies ist besonders wichtig, da ein Mangel an Gelbkörperhormonen (Progesteron) ab etwa dem 30. Lebensjahr häufig auftritt und die Empfängnis erschwert. Tatsächlich sinkt das Progesteron lange vor den Östrogenen, von denen oft zuerst geglaubt wird, dass sie ersetzt werden müssen.

Frauenmantel kann auch bei Myomen und Zysten helfen, da es zu einer Verringerung der Blutungen führen kann. Im Gegensatz zu vielen anderen Menstruationskräutern wie Beifuß, Eisenkraut oder Rosmarin kann Frauenmanteltee während der Schwangerschaft weiterhin eingenommen werden. Dies ist besonders wichtig, wenn eine Neigung zu Fehlgeburten besteht, da Frauenmantel die Durchblutung der Plazenta fördert und eine schwangerschaftserhaltende Wirkung hat.

Bei Blasenentzündungen oder Scheideninfektionen empfehle ich, in der Apotheke Frauenmanteltee zu besorgen und damit ein Sitzbad zu machen. Der Frauenmantel enthält Gerbstoffe, die entzündungshemmend wirken. Beachten Sie jedoch, dass Sitzbäder und Frauenduschen während der Schwangerschaft kontraindiziert sind. Achtung: Manche Menschen vertragen Heilpflanzen nicht, die einen hohen Gehalt an Gerbstoffen aufweisen. Bei regelmäßigem Verzehr von Frauenmanteltee können sie mit Magenbeschwerden, Übelkeit und Verstopfung reagieren. In diesem Fall sollten Sie Frauenmantel nicht verwenden. Gerbstoffe können auch die Aufnahme von Medikamenten über den Darm beeinträchtigen. Nehmen Sie Frauenmanteltee daher nicht direkt zusammen mit anderen Arzneimitteln ein. Hier kann man die Guttationstropfen sehen, die der Frauenmantel bildet. Es wird behauptet, dass man sie zur Gesichtspflege verwenden kann. Einfach morgens die Tropfen mit der Hand aufwischen und das Gesicht benetzen. Dies kann zu einem frischeren Hautbild führen.

Das blühende Frauenmantelkraut ergibt einen köstlichen Tee, der wunderbar bei Frauenleiden wirkt. Die alten Germanen haben das Kraut in Met angesetzt. Geben Sie getrocknetes Frauenmantelkraut in einen großen Topf und kochen Sie es mit einem Liter Met (Honigwein) auf. Lassen Sie es abkühlen, sieben Sie das Kraut ab und lassen Sie den Kräuterwein vier Wochen lang ziehen.

Taigawurzel: König der Adaptogene

Die Taigawurzel, auch bekannt als *Eleutherococcus senticosus* oder *sibirischer Ginseng*, wird oft als potenzsteigerndes Mittel verwendet. In der traditionellen Medizin, insbesondere in der chinesischen und russischen Medizin, gilt die Taigawurzel als adaptogenes Kraut, das die körperliche und geistige Leistungsfähigkeit steigern soll. Es wird angenommen, dass die Taigawurzel eine Vielzahl von Wirkungen hat, die zur Potenzsteigerung beitragen können. Sie wird häufig zur Verbesserung der sexuellen Funktion und zur Steigerung der Libido eingesetzt. Die Wurzel soll die Durchblutung fördern, den Hormonhaushalt ausbalancieren und den Stressabbau unterstützen, was allesamt wichtige Faktoren für eine gesunde sexuelle Funktion sind.

Darüber hinaus wird die Taigawurzel auch für ihre energiesteigernden Eigenschaften geschätzt. Sie soll die Ausdauer und körperliche Leistungsfähigkeit verbessern, was ebenfalls einen positiven Einfluss auf die sexuelle Leistungsfähigkeit haben kann. Es ist wichtig anzumerken, dass die wissenschaftlichen Beweise für die potenzsteigernden Wirkungen der Taigawurzel begrenzt sind. Obwohl es einige vielversprechende Studien gibt, sind weitere Untersuchungen erforderlich, um ihre genauen Mechanismen und ihre Wirksamkeit bei der Potenzsteigerung zu bestätigen.

Eine russische Freundin von mir nennt sie „Zauberwurzel" und erzählte mir, dass russische Wissenschaftler in der Mitte des 20. Jahrhunderts die Taigawurzel als günstige Alternative zu Ginseng entdeckten. Sie nimmt sie seit vielen Jahren, da diese laut ihr eine enorm immunstimulierende Wirkung hat und sie deswegen ganz selten erkältet sei. Was logisch ist, denn bei einer regelmäßigen Einnahme der Taigawurzel können sich die T - Helferzellen und die Killerzellen vermehren, wodurch man Erkältungen besser abwehren kann.
Hilft auch gut, um nach Infekten wieder auf die Füße zu kommen. Selbst die russischen Astronauten und Sportler nutzten die Taigawurzel zur Leistungssteigerung.

In der Traditionellen chinesischen Medizin und in der russischen Volksmedizin wird die Taigawurzel als adaptogene Pflanze auch bei Potenzproblemen eingesetzt.
Gute Präparate mit Taigawurzel sind:

- *Eleu Curiana Tropfen*
- *Taigawurzel Kapseln von Diamant Natur*
- *Sibirischer Ginseng Extrakt von Evitashop*
- *Taigawurzel von Herbathek*

Ähnlich wie die Taigawurzel wirken auch Ginseng, echte Engelwurz, chinesische Engelwurz, Ashwagandha und Rosenwurz stärkend auf den Körper. Alle diese Pflanzen sind Adaptogene und helfen dabei, mit Stress besser umzugehen, während sie gleichzeitig vitalisierend und kräftigend wirken. In Russland wird die Taigawurzel oft mit Vodka angesetzt, um eine Tinktur herzustellen. Hier ist eine einfache Anleitung:

- 500 ml Vodka
- 100 g Taigawurzel
- eine große Flasche

Das Taigawurzelkraut in ein großes Marmeladenglas geben und mit Vodka auffüllen. Das Glas vier Wochen lang an einen sonnigen Fensterplatz stellen und gelegentlich schütteln, damit sich alle Inhaltsstoffe gut vermengen. Nach drei Wochen durch einen Filter abseihen und täglich ein Stamperl (kleines Glas) trinken.

Beachten Sie: Alles, was tonisierend wirkt und den Körper vitaler macht, kann den Blutdruck erhöhen, einschließlich der Taigawurzel. Achten Sie daher darauf und überwachen Sie Ihren Blutdruck regelmäßig. Wenn Sie beispielsweise auf Kaffee mit hohem Blutdruck reagieren, empfiehlt es sich, auf Kaffee zu verzichten, wenn Sie Ashwagandha, Ginseng, Rosenwurz oder Taigawurzel einnehmen. Vermeiden Sie die Einnahme von Taigawurzel während der Schwangerschaft, da tonisierende Effekte zu stark sein können und möglicherweise Wehen auslösen können. Wenn Eleutherococcus überdosiert wird oder bei bestimmten Kontraindikationen wie hohem Blutdruck eingenommen wird, können Nebenwirkungen wie erhöhter Blutdruck, Herzstolpern, Durchfall, Benommenheit, Schläfrigkeit, Schlaflosigkeit, Reizbarkeit, Angstzustände, Gebärmutterblutungen oder Brustschmerzen auftreten. Eine ärztliche Absprache ist besonders wichtig für Menschen mit Vorerkrankungen wie Diabetes mellitus, Herzerkrankungen oder Asthma. Bei bestimmten psychischen Erkrankungen kann die Taigawurzel den Organismus zu sehr stimulieren. Bei Depressionen hingegen wirkt die Taigawurzel antriebssteigernd.

Testosteron – wenn Männer schwächeln!
Lieber natürlich als synthetisch substituieren

Testosteronmangel ist eine häufige Ursache für männliche Impotenz und Unfruchtbarkeit, da der Testosteronspiegel bei vielen Männern bereits ab dem frühen 30. Lebensjahr zu sinken beginnt. Es ist sinnvoll, dass Männer ab 30 Jahren bei Potenzproblemen und Kinderwunsch ihren Testosteronspiegel überprüfen lassen und ein Spermiogramm durchführen, insbesondere wenn die Partnerin trotz regelmäßigem ungeschützten Geschlechtsverkehr nicht schwanger wird.

Die Schulmedizin greift bei Impotenz aufgrund eines Testosteronmangels oft auf synthetisches Testosteron zurück. Allerdings haben synthetische Hormone viele Nebenwirkungen, weshalb Testosteron aufgrund seiner leistungssteigernden Wirkung und gesundheitsschädlichen Nebenwirkungen auf der Dopingliste steht. Die wichtigste Nebenwirkung von Testosteron ist seine androgene Wirkung, die zu einer Vermännlichung bei Frauen führen kann, wie Akne, Haarausfall (*Alopezie*), Hirsutismus (*männliche Behaarung im Gesicht*) und tiefe Stimme. Langfristige Anwendung von Testosteron kann zu Wassereinlagerungen und Ödembildung führen. Bei Männern kann die langfristige Einnahme von Testosteron zu

Prostatakrebs führen. Weitere Nebenwirkungen von Testosteron sind eine Verdickung des Blutes mit erhöhtem Risiko für Blutgerinnsel (Thrombosen), erhöhte Blutfettwerte, Kopfschmerzen, Prostatabeschwerden, Brustschwellung, Stimmungsschwankungen und Bluthochdruck.

Es ist also vorteilhaft, eine Methode zu finden, um das körpereigene Testosteron auf natürliche Weise zu steigern und Nebenwirkungen zu minimieren. Es gibt homöopathische Optionen wie Testosteron-Globuli in der D4-Potenz, eine homöopathische Creme (Testosteron D4) oder bioidentisches Testosteron (verschreibungspflichtig). Das Präparat Hypophysis Stannum kann an der Schaltzentrale des Hypothalamus ansetzen und Testes comp. von Wala kann die Testosteronproduktion anregen und die Qualität und Quantität der Spermien verbessern. Wenn die Partnerin zusätzlich ihre Eierstöcke mit Ovaria comp. unterstützt, sollte einer erfolgreichen Befruchtung nichts mehr im Wege stehen.

Tipps, wie Sie ohne Medikamente den Testosteronspiegel auf natürliche Weise steigern können

Sport

Sport ist ein wirksamer Weg, um den Testosteronspiegel zu steigern und Bauchfett zu reduzieren. Besonders effektiv ist ein hochintensives Intervalltraining, insbesondere Krafttraining, um Muskeln aufzubauen. Durch regelmäßige körperliche Aktivität kann das körpereigene Testosteron gesteigert werden, während gleichzeitig das Bauchfett, das Östrogene freisetzt, abgebaut wird. Es ist jedoch wichtig zu beachten, dass zu lange Ausdauereinheiten eher zu einer Senkung der Testosteronproduktion führen können. Ausreichende regenerative Pausen sind ebenfalls entscheidend, um Übertraining zu vermeiden, da dies zu einem Testosteronmangel führen kann.

Intervallfasten

Eine weitere Methode, um den Testosteronspiegel zu erhöhen, ist das Intervallfasten. Durch eine Reduzierung der täglichen Kalorienzufuhr und das Vermeiden von Kohlenhydraten abends können Sie Ihren Testosteronwert erhöhen. Das Fasten zwischen den Abendstunden und dem nächsten Morgen führt dazu, dass vermehrt Wachstumshormone ausgeschüttet werden. Diese Hormone unterstützen den Muskelaufbau und den gezielten Fettabbau am Bauch.

Wenn ein Mann einen Bauchumfang von über 94 cm hat, kann er durch Intervallfasten und Sport allein Gewicht reduzieren, den Bauchumfang verringern und sein körpereigenes Testosteron ankurbeln. Das hormonaktive Bauchfett wandelt Testosteron in Östrogen um, was sich negativ auf die männliche Fruchtbarkeit auswirken kann.

Daher ist es ratsam, Bier, einschließlich alkoholfreier Sorten, aufgrund der östrogenisierenden Wirkung des Hopfens zu meiden, um die Potenz und Fruchtbarkeit zu steigern. Das gleiche gilt für Sojaprodukte, da Soja stark östrogenisierend wirkt und für Männer mit Potenzproblemen und Kinderwunsch keine gute Wahl ist, da ein erhöhter Östrogenspiegel das Testosteron senken kann. Ein veganer Lebensstil, insbesondere mit hohem Soja- und Tofu-Konsum, wirkt sich ebenfalls negativ auf die männliche Potenz aus.

Vorsicht vor Fremdhormonen

Männer mit Potenzproblemen sollten auch auf Fremdhormone, insbesondere Fremdöstrogene, achten. Diese Hormone finden sich in Weichmachern, Kunststoffen, Lösungsmitteln, Pestiziden und vielen Kosmetikprodukten. Fleisch aus Massentierhaltung ist ebenfalls reich an Fremdöstrogenen und kann die Fruchtbarkeit sowohl bei Männern als auch bei Frauen negativ beeinflussen. Der Kauf von biologisch erzeugtem Fleisch, Milch und Eiern sowie der Verzehr von Bio-Obst und -Gemüse wird empfohlen, da auch Glyphosat und andere chemische Substanzen die Fruchtbarkeit beeinträchtigen können. Um den Kontakt mit hormonbelasteten Produkten zu minimieren, kann auf Biokosmetik umgestiegen und der Verbrauch von Plastikverpackungen reduziert werden.

Nehmen Sie es entspannt: Leichter gesagt als getan?

Ihre Frau drängt auf ein Kind und es frustriert Sie ungemein, dass es mit dem Sex nicht klappt. Sie nehmen das als persönliches Versagen wahr, was zu zusätzlichem Stress führt. Doch Stress ist kontraproduktiv, da er den Körper dazu veranlasst, vermehrt das Stresshormon Cortisol auszuschütten.

Cortisol ermöglicht kurzfristig mehr Energie und versetzt uns in Alarmbereitschaft. Auf lange Sicht ist ein erhöhter Cortisolspiegel jedoch schädlich für den Körper und beeinträchtigt das körpereigene Testosteron. Stressabbau durch Sport und Entspannungsverfahren hilft, dass der Körper wieder mehr Testosteron produziert. Besonders die progressive Muskelentspannung nach Jacobsen eignet sich für Männer.

Ausreichend Schlaf ist für die Fruchtbarkeit wichtig

Chronischer Schlafmangel kann das Testosteron senken und Unfruchtbarkeit verursachen. Eine Möglichkeit, den Schlaf zu verbessern, ist beispielsweise der „Amino Abendtrunk“ von Biogena, der Ashwagandha enthält. Ashwagandha senkt den Cortisolspiegel im Körper. Der Abendtrunk enthält auch Tryptophan, aus dem der Körper das Schlafhormon Melatonin selbst herstellen kann, sowie Magnesium, Hopfen und Vitamin B6. Eine natürliche Abnahme des Cortisolspiegels am Abend bereitet uns auf den Schlaf vor. Durch unsere Gewohnheit, bis spät abends vor Bildschirmen zu sitzen und künstlichem Licht ausgesetzt zu sein, gerät dieser natürliche Rhythmus durcheinander. Das Cortisol sinkt abends nicht ab, bleibt nachts hoch und ist morgens niedrig, wodurch es uns schwerfällt, morgens aus dem Bett zu kommen. Einige meiner Patienten schwören auf Blaulichtbrillen, die das Schlafhormon Melatonin aktivieren.

Stress verbraucht vermehrt Aminosäuren wie Lysin und Tyrosin, B-Vitamine, Vitamin C und Magnesium. Insbesondere aus Tryptophan kann der Körper das Schlafhormon Melatonin und das Glückshormon Serotonin bilden. Tryptophan kommt in dunkler Schokolade, Bananen, Hafer, Quinoa und vor allem Amaranth vor. Eine Freundin von mir, die sehbehindert ist und unter einem Melatoninmangel leidet, nimmt jeden Morgen einen Esslöffel rohen Amaranth auf nüchternen Magen ein. Dadurch hat sie mehr Energie und Antrieb und kommt morgens besser aus dem Bett. Es gibt auch „Einschlafkapseln“ auf Melatoninbasis von Salus im Reformhaus. Vitamin C kann helfen, einen zu hohen Cortisolspiegel zu senken. Vor allem Sportlerinnen und Sportler benötigen während stressiger Wettkampfzeiten zusätzliches Vitamin C.

Natürliches Vitamin C, wie Sanddornsaft oder Hagebuttenpulver, wird empfohlen und kann gut in Quark eingerührt werden. Sara Gottfried, eine anerkannte Hormonexpertin aus den USA, empfiehlt die Einnahme eines L-Tyrosin-Präparats am Morgen, um einen übermäßigen Anstieg von Cortisol zu vermeiden.

Viele Sportlerinnen und Sportler bevorzugen das Training auf nüchternen Magen. Die vermehrte Ausschüttung von Cortisol kann besonders für Frauen problematisch sein, da Cortisol einen direkten Einfluss auf den Östrogen- und Progesteronspiegel hat. Der Körper „raubt" gewissermaßen die Geschlechtshormone (*Testosteron, Östrogen, Progesteron*), um mehr Cortisol produzieren zu können.

Wenn der Cortisolspiegel durch das Training auf nüchternen Magen zusätzlich erhöht wird, kann es passieren, dass Fett eingelagert wird, anstatt es zu verbrennen. Dies ist das genaue Gegenteil dessen, was eigentlich erreicht werden sollte, aber letztendlich ein Schutzmechanismus des Körpers. Frauen haben einen höheren Körperfettanteil als Männer, um den Zyklus, der durch hartes Training gestört und manchmal zum Stillstand gebracht wird, zu stabilisieren.

Nüchternes Training ist auch für Männer nicht optimal, da sie nach einer Nacht mit „leeren Energiespeichern" aufwachen. Wenn sie nun ohne vorheriges Frühstück trainieren, befindet sich ihr Stoffwechsel im katabolen Zustand, und die Energiebilanz wäre fast die Hälfte des Tages negativ, wenn man es genau berechnet. Das bedeutet für unseren Körper enormen Stress und führt zu einer erhöhten Ausschüttung von Cortisol.

Kümmern Sie sich um Ihre Nebennieren

Eine Nebennierenschwäche ist die häufigste Hormonstörung in unserer modernen, hektischen Welt, in der wir von einem Termin zum nächsten hetzen und versuchen, den Alltag und unsere Familie mit Unmengen von Kaffee, Süßigkeiten und anderen schnell verfügbaren Kohlenhydraten zu bewältigen. Es ist sinnvoll, den körpereigenen Cortisolspiegel überprüfen zu lassen, obwohl dies generell schwierig ist, da er im Laufe eines Tages sowohl zu hoch als auch zu niedrig sein kann. Auf einen Hypercortisolismus folgt oft ein Hypocortisolismus, wenn die Nebenniere immer erschöpfter wird. Dies kann zu chronischer Müdigkeit, Burnout, Depressionen, Impotenz und Unfruchtbarkeit führen.

Im Internet können Speicheltests bestellt werden, um ein Cortisol-Tagesprofil zu erstellen. Es ist immer ratsam, bei Cortisol und den Nebennieren anzusetzen, da die meisten Menschen erschöpfte Nebennieren aufgrund von Stress, Schichtarbeit, beruflichen Reisen und auch Leistungssport haben. Ein erhöhter Cortisolspiegel kann das körpereigene Testosteron senken und die Potenz beeinträchtigen.

Hier bieten sich verschiedene homöopathische Präparate an, die die körpereigene Cortisolproduktion ankurbeln können. Zum Beispiel setzt Herbert Biedersberger in seiner Praxis Phytocortal ein. Dieses Präparat stimuliert indirekt die Nebennierenrinde, indem es die übergeordnete Hormonzentrale, die Hypophyse, stimuliert. Dadurch lernt der Körper wieder, eigenes Cortisol zu produzieren. Phytocortal enthält Bellis perennis, Chelidonium und Dioscorea, die Yamswurzel. Es gibt auch andere homöopathische Optionen wie Cortisol D4 oder Adrenal Intercel Kapseln, die direkt auf die

Nebenniere wirken. Darüber hinaus bietet Wala das homöopathische Mittel Hypophysis Stannum an, das direkt auf die Hypophyse wirkt und dadurch hormonaktivierend wirkt. Phytotherapeutische Ansätze können ebenfalls hilfreich sein. Adaptogene wie Ashwagandha, Ginseng, Rosenwurz, Maca oder Taigawurzel können einer geschwächten Nebenniere auf die Sprünge helfen und sich positiv auf das körpereigene Testosteron auswirken.

Des Weiteren sind Adrenal FA Tabletten von RepaVital empfehlenswert. Diese enthalten wichtige Nährstoffe wie Vitamin C, Magnesium, Glutamin, Tyrosin, Tryptophan und Phenylalanin. Bei chronischem Stress und einer Nebennierenschwäche werden diese Nährstoffe verstärkt benötigt und können daher als Extra-Unterstützung dienen.

In Bezug auf die Ernährung ist es ratsam, auf Koffein, Alkohol und Zucker zu verzichten, da diese Substanzen die Nebenniere dazu anregen, vermehrt Cortisol auszuschütten. Dies sind genau die Dinge, nach denen man mit einer schwachen Nebenniere oft Heißhunger und Gelüste hat. Ein Alarmsignal für eine geschwächte Nebenniere ist es, wenn man morgens ohne viel Kaffee und viele Kohlenhydrate nicht richtig in Schwung kommt und abends das Gefühl hat, nur mit Wein oder Bier entspannen und zur Ruhe kommen zu können.

Setzen Sie auf gesunde Fette

Gute Fette sind essentiell für einen ausgewogenen Testosteronhaushalt, da Testosteron aus Cholesterin gebildet wird. Die wahren „Übeltäter" für gefährliches Bauchfett und eine niedrige Libido sind jedoch Getreide, insbesondere Weißmehl, sowie Haushaltszucker und vor allem Bier. Ein Bierbauch ist nicht nur ein ästhetisches Problem, sondern kann zu schwerwiegenden gesundheitlichen Problemen führen.

Seien Sie auch vorsichtig mit übermäßigem Obstkonsum, insbesondere Obst-Smoothies. Der schnell verfügbare Fruchtzucker treibt den Blutzuckerspiegel in die Höhe, begünstigt die Fettansammlung am Bauch und kann zur Entwicklung einer Fettleber beitragen. Die Leber ist das Hauptstoffwechselorgan des Körpers und spielt eine wichtige Rolle im Hormonstoffwechsel. Daher ist es wichtig, die Leber nicht zu überlasten. Eine gute Wahl sind zuckerarme Beerenfrüchte.

Integrieren Sie omega-3-reiche Lebensmittel wie Lachs, Makrele, Hering, Sardinen, Avocados und Nüsse in Ihre Ernährung und meiden Sie Weißmehl, Zucker und Alkohol. Auf diese Weise entlasten Sie die Leber und bringen Ihre Hormone in Schwung, da eine gesunde Leber besser in der Lage ist, Hormone aufzubauen und abzubauen.

Besonders vorteilhaft für die männliche Fruchtbarkeit ist Olivenöl. Es wird gesagt, dass Olivenöl bei Erektionsproblemen Wunder bewirken kann. Es erweitert die Arterien und verbessert dadurch den Blutfluss, was sich positiv auf die sexuelle Leistungsfähigkeit von Männern auswirken kann. Erektionsprobleme hängen oft mit beginnender Arterienverkalkung zusammen. Eine mediterrane Ernährung mit

Olivenöl, Knoblauch, Fisch (in Maßen auch Fleisch), Gemüse, Salaten und Obst wird daher empfohlen. Die Mittelmeerküche soll vor Arterienverkalkung schützen, sich positiv auf den Blutdruck und die Blutfettwerte auswirken und Durchblutungsstörungen, einschließlich im Urogenitaltrakt, entgegenwirken, was wiederum die Potenz und Fruchtbarkeit stärken kann. Fügen Sie einen Esslöffel Olivenöl zu Joghurt hinzu und verwenden Sie Olivenöl für Salate und rohes Gemüse. Der Körper kann so auch das enthaltene Vitamin A aus Karotten besser aufnehmen.

Aufgrund von Fehlernährung kann das Darmmikrobiom (die Darmflora) bei vielen Männern aus dem Gleichgewicht geraten, und schädliche Darmbakterien nehmen überhand. Frauen bemerken diese Dysbiose des Darms oft als Reizdarmproblematik, während Männer sich dieser Problematik oft nicht bewusst sind. Entzündungen im Darm sind auch ein Auslöser für Fruchtbarkeitsprobleme.

Die Ernährung spielt eine wichtige Rolle für das Darmmikrobiom (die Darmflora) vieler Männer, das aufgrund von Fehlernährung aus dem Gleichgewicht geraten kann. Schlechte, krankheits- und fetterzeugende Darmbakterien können überhandnehmen. Frauen erleben dies oft als Reizdarmprobleme, während Männer sich dieser Problematik häufig nicht bewusst sind. Entzündungen im Darm sind ein möglicher Auslöser für Fruchtbarkeitsprobleme.

Powerfood für den Darm ist daher besonders wichtig. Lebensmittel, die Inulin enthalten, sind gut für den Darm. Inulin ist ein natürlicher Ballaststoff, der beispielsweise in Chicorée, Topinambur, Schwarzwurzel, Pastinaken, Zwiebeln, Löwenzahn, Lauch und Artischocken vorkommt.

Wie alle Ballaststoffe fördert Inulin durch seine präbiotische Wirkung die Darmgesundheit und verbessert die Darmflora. Auch fermentierte (probiotische) Lebensmittel wie Joghurt, Kefir, Sauerkraut, Kimchi (koreanische Variante unseres Sauerkrauts) und eingelegtes Gemüse sind vorteilhaft für den Darm. Es gibt auch Präbiotika als Nahrungsergänzungsmittel. Die Madena Darmkur, empfohlen von Dr. Michaela Axt-Gadermann in ihren Büchern „Gesund mit Darm" und „Schlank mit Darm", sowie Darmflora Plus von Sunday Naturals sind sehr gute Optionen. Yakult ist eine preiswertere Alternative für den schmaleren Geldbeutel.

Tribulus Terrestris – der Testosteron Booster

Wenn der Testosteronspiegel im Laufe der Jahre abnimmt, kann dies negative Auswirkungen auf die männliche Libido haben. Ältere Männer sind oft weniger zeugungsfähig als jüngere aufgrund eines Testosteronmangels, der sich auch negativ auf die Menge und Qualität der Spermien auswirken kann.

Tribulus Terrestris, auch bekannt als Erdburzeldorn, wird als Testosteron-Booster betrachtet. Es kann dabei helfen, Kraft und Muskelmasse aufzubauen sowie die Libido und Potenz zu steigern. Die Pflanze enthält Saponine, ähnlich wie Soja. Der Erdburzeldorn wird traditionell als Tonikum verwendet und soll die Potenz fördern. In Labortests wurde dies bei Ratten nachgewiesen, die auch eine Zunahme der Muskelmasse zeigten. Weitere Untersuchungen haben gezeigt, dass im Rattenhirn eine Zunahme der Androgenrezeptoren auftritt, was auf eine testosteronsteigernde Wirkung hinweist. Im Bodybuilding und Kraftsport ist Tribulus Terrestris als „Steroidersatz" und natürliches Anabolikum weit verbreitet, obwohl es bisher keinen wissenschaftlichen Nachweis für positive Effekte auf den Muskelaufbau gibt. Es ist zu beachten, dass die Pflanze potenziell gesundheitsbedenkliche Alkaloide enthält, die das Erbgut verändern könnten. Es gibt insgesamt zu wenig Daten, um das mögliche Risiko einzuschätzen.

Gemäß der Novel-Food-Verordnung wird Tribulus Terrestris als „nicht neuartig“ in Nahrungsergänzungsmitteln betrachtet. Das bedeutet, dass die Pflanze von wenigen Menschen über einen längeren Zeitraum hinweg verzehrt wurde und hauptsächlich als Nahrungsergänzungsmittel verwendet wird. Es fehlen jedoch Daten, die das Fehlen unerwünschter Wirkungen belegen könnten. Es liegen auch keine Studien an Versuchstieren zur Beurteilung der Schädlichkeit für das Erbgut und die Fortpflanzungsorgane vor.

Aufgrund der begrenzten Datenlage und der bestehenden Unsicherheiten hat das Bundesamt für Verbraucherschutz und Lebensmittelsicherheit (BVL) Tribulus Terrestris als möglicherweise gesundheitsschädlich eingestuft. Die in Tribulus Terrestris enthaltenen Inhaltsstoffe sind derzeit nicht auf der Verbotsliste der World Anti-Doping Agency (WADA). Es wird jedoch immer wieder diskutiert, ob Extrakte dieser Pflanze die körpereigene Hormonproduktion beeinflussen können, was zu positiven Dopingtests führen könnte.

Die genaue Dosierung von Tribulus Terrestris kann je nach Produkt und individuellen Bedürfnissen variieren. Es ist wichtig, die Anweisungen auf der Produktverpackung zu lesen und gegebenenfalls den Rat eines Arztes oder eines Experten für Naturheilkunde einzuholen, um die richtige Dosierung für Ihre spezifische Situation zu erhalten.
Im Allgemeinen werden für die Einnahme von Tribulus

Terrestris folgende Dosierungsempfehlungen gegeben:

Standarddosierung: Die empfohlene Standarddosierung liegt in der Regel zwischen 250 mg und 1500 mg Tribulus Terrestris pro Tag. Diese Menge kann auf mehrere Einzeldosen aufgeteilt werden, abhängig von der Konzentration des Wirkstoffs in Ihrem gewählten Produkt.

Anwendungsdauer: Die Dauer der Anwendung kann je nach Bedarf und individueller Reaktion variieren. Einige Menschen nehmen Tribulus Terrestris für einen begrenzten Zeitraum, während andere es über einen längeren Zeitraum kontinuierlich einnehmen. Es ist wichtig, die Dosierungsempfehlungen des Herstellers zu befolgen und gegebenenfalls Ihren Arzt zu konsultieren, um die optimale Anwendungsdauer festzulegen.

Individuelle Anpassung: Jeder Mensch reagiert unterschiedlich auf Nahrungsergänzungsmittel. Wenn Sie mit einer niedrigeren Dosierung beginnen, können Sie Ihre individuelle Verträglichkeit testen und bei Bedarf die Dosierung schrittweise erhöhen. Achten Sie jedoch darauf, die empfohlene Höchstdosis nicht zu überschreiten.

Kombination mit anderen Produkten: Tribulus Terrestris kann in einigen Fällen mit anderen Nahrungsergänzungsmitteln kombiniert werden, um die gewünschten Ergebnisse zu verbessern. In solchen Fällen ist es ratsam, die Dosierungsempfehlungen für jedes einzelne Produkt zu berücksichtigen und gegebenenfalls den Rat eines Fachmanns einzuholen. Es ist wichtig zu beachten, dass Nahrungsergänzungsmittel nicht von der FDA oder anderen Behörden auf ihre Wirksamkeit und Sicherheit überprüft werden. Konsultieren Sie daher vor der Einnahme von Tribulus Terrestris als Nahrungsergänzungsmittel immer einen Arzt oder einen Fachmann für Naturheilkunde, insbesondere wenn Sie bestehende gesundheitliche Probleme haben oder andere Medikamente einnehmen.

Yams-Wurzel: Wechseljahre ade! Der Booster für die Frau

Die Yams-Wurzel, auch bekannt als *Dioscorea*, ist ein natürlicher Booster für Frauen und kann eine positive Wirkung auf die Wechseljahre haben. Yams gehört zur Familie der Yamswurzelgewächse und ist in den Tropen weit verbreitet. Die unterirdischen Knollen der am meisten angebauten Art können bis zu zwei Meter lang werden und haben einen süßlichen Geschmack, der an Esskastanien und Kartoffeln erinnert. Sie sind reich an Provitamin A und Kalium. Es ist jedoch wichtig zu beachten, dass alle roh verzehrten Yams-Arten außer der „Chinesischen Yamswurzel" und der „Japanischen Berg-Yams" toxisch wirken können.

Yamswurzeln haben einen ähnlichen Geschmack wie Süßkartoffeln, sind aber nicht mit ihnen verwandt. In Südamerika, Afrika und der Karibik sind Yamswurzeln häufig Bestandteil der Gemüseküche, während sie in Europa im Vergleich zur Süßkartoffel eher selten erhältlich sind. In tropischen Küchen sind sie eine wichtige Quelle von Stärke und werden beispielsweise in Eintöpfen gekocht.

Die wilde Yamswurzel (*Dioscorea villosa*) stammt ursprünglich aus Nord- und Mittelamerika und ist heute weltweit verbreitet. Yamswurzeln enthalten natürliches Progesteron, stärken den weiblichen Körper im Allgemeinen und haben entzündungshemmende Eigenschaften. Die „Mexican Wild Yams“ unterstützen Frauen unter anderem in den Wechseljahren und helfen bei Symptomen wie Hitzewallungen, Schwitzen, Unruhe und Reizbarkeit. Sie stärken die Libido und können die Fruchtbarkeit verbessern. In der Frauenheilkunde wird Yams zur Linderung von Wechseljahresbeschwerden, Menstruationskrämpfen und in der Geburtshilfe eingesetzt.

Die positiven Eigenschaften der Yams-Wurzel werden auf das bioidentische Progesteron zurückgeführt, das in der Wurzel vorkommt und vom Körper besser verstoffwechselt wird als synthetisches Progesteron. Eine Möglichkeit der Einnahme ist die Verwendung von Yams als homöopathisches Mittel Dioscorea D6.

Aufgrund der negativen Studienergebnisse zum Brustkrebsrisiko wird die Hormonersatztherapie zur Behandlung von Wechseljahresbeschwerden immer seltener eingesetzt. Die Auswirkungen der Wechseljahre lassen sich jedoch auch mit weniger Nebenwirkungen behandeln, da künstliche Hormone das Risiko von Krebs, Herzinfarkten und Schlaganfällen erhöhen können. Hier kann die Yamswurzel (Dioscorea villosa) ins Spiel kommen.

Frauen weltweit verwenden Yams aufgrund seiner gestagenartigen Wirkung schon lange zur Regulation des weiblichen Zyklus. Ein Mangel an Progesteron ist oft der Auslöser für Zyklusstörungen und kann das Einnisten eines Embryos erschweren. Der medizinisch wirksame Inhaltsstoff Diosgenin ist für den positiven Einfluss der Yamswurzel verantwortlich. Diosgenin ist eine Vorstufe des natürlichen Hormons Progesteron, das vom Körper synthetisiert werden kann.

Zusätzlich ist Diosgenin ein Vorläuferstoff für mehrere andere wichtige Stoffe im Körper. Es wird vermutet, dass Diosgenin die Produktion des Hormons DHEA stimuliert, das bekannt dafür ist, den Alterungsprozess zu verlangsamen, die Vitalität und Fruchtbarkeit zu steigern und die Libido zu stärken.

Anwendungsbeobachtungen von betroffenen Frauen zeigen, dass die Anwendung von frei verkäuflichen Yams-Präparaten (Creme oder Gel) zu einer Verringerung von Brustspannen, Wassereinlagerungen, Schmierblutungen und Stimmungsschwankungen führen kann, und die Libido verbessert sich. Auch bei Wechseljahresbeschwerden haben sich Yamswurzel-Präparate als wirksam erwiesen. Frauen berichten von einer Verringerung oder Abschwächung von Hitzewallungen und einer Zunahme des sexuellen Verlangens. Einige Frauen konnten auch ihr Gewicht reduzieren, entweder allein oder als zusätzlicher Effekt. Stärker wirksam sind Zubereitungen aus natürlichem Progesteron (verschreibungspflichtig), die ebenfalls zur Behandlung von Wechseljahresbeschwerden und Regelschmerzen eingesetzt werden.

Die Hauptaufgabe von Progesteron, auch bekannt als Gelbkörperhormon, besteht darin, den Körper auf eine Schwangerschaft vorzubereiten. Es ist jedoch auch das erste Hormon, das während der beginnenden Wechseljahre abnimmt und zu verschiedenen Beschwerden führen kann, insbesondere aufgrund der Östrogendominanz. Diese Dominanz entsteht oft durch die Aufnahme von Fremdöstrogenen in unserer Ernährung und Umwelt (*langjährige Pilleneinnahme, Hormone in der konventionellen Tierhaltung, hormonaktive Weichmacher in Plastikflaschen und konventioneller Kosmetik*).

Dr. John R. Lee, ein amerikanischer Arzt, erkannte schon vor Jahrzehnten die bedeutende Rolle von natürlichem, bioidentischem Progesteron bei der Behandlung von Wechseljahresbeschwerden bei vielen seiner Patientinnen. In seinen Studien konnte er auch nachweisen, dass die Knochendichte bei Frauen mit Osteoporose durch die Verwendung von natürlichem Progesteron verbessert werden konnte.

Im weiblichen Körper agiert Progesteron als Gegenspieler zum Östrogen. Oft besteht bereits zwischen dem 30. und 40. Lebensjahr ein Ungleichgewicht zwischen diesen beiden Hormonen, da das Progesteron als erstes abnimmt, während das Östrogen stabil bleibt. Dies kann zu einer Östrogendominanz in Verbindung mit einem Progesteronmangel führen. In vielen Fällen sind Probleme im Zusammenhang mit der Regelblutung eine Folge dieser Östrogendominanz, wie Dr. John Lee es beschrieb.

Laut dem US-Mediziner haben 80 Prozent der Frauen auch während und nach den Wechseljahren ausreichend Östrogen. Nur bei sehr schlanken Frauen besteht oft ein tatsächlicher Östrogenmangel. Sind also beschleunigter Knochenabbau, Haut- und Schleimhauttrockenheit (z. B. trockene Scheide) oder Hitzewallungen eher auf niedrige Progesteronspiegel im Blut zurückzuführen und nicht auf einen Östrogenmangel?

Diese Ansichten stehen zumindest im Widerspruch zur etablierten Lehrmeinung, die davon ausgeht, dass klassische Wechseljahresbeschwerden eher durch einen Östrogenmangel verursacht werden. Trotzdem kann natürliches Progesteron in vielen Fällen die richtige Therapie sein. In einigen Zellen der Eierstöcke dient Progesteron als Ausgangsstoff für die körpereigene Produktion von Östrogenen. Nur bei schwerwiegenden Fällen von Wechseljahresbeschwerden benötigen betroffene Frauen möglicherweise eine zusätzliche Östrogenzufuhr. Es gibt verschiedene gute Präparate, die aus der Yamswurzel gewonnen werden, wie zum Beispiel Wild Yams von Bärbel Drexel, Biogena Yams Balance, Dioscorea nach Dr. Michalzik und Wild Yam Creme. In der Hormonersatztherapie wird oft auf Cremes gesetzt, da die Hormone über die Haut und das Unterhautfettgewebe gut aufgenommen werden und man sparsamer arbeiten kann als bei einer oralen Hormonersatztherapie.

Achtung: Während der Schwangerschaft sollte Yamswurzel nicht verwendet werden, da sie möglicherweise die Gebärmutter stimulieren kann. Generell wird die Yamswurzel als aphrodisierende und fruchtbarkeitsfördernde Pflanze angesehen, die den meisten Frauen mit Progesteronmangel und Östrogendominanz guttut.

Ylang – Ylang – Thailands Lovebooster

Ein erfülltes Sexualleben spielt eine wichtige Rolle für das körperliche und emotionale Wohlbefinden. Für Menschen, die auf der Suche nach natürlichen Potenzmitteln sind, bietet die Pflanzenwelt eine Vielzahl von Optionen. Eine besondere Blume, die in dieser Hinsicht Aufmerksamkeit erregt, ist das Ylang-Ylang.

Ylang-Ylang, botanisch bekannt als *Cananga odorata*, ist eine exotische Blume, die in den tropischen Gebieten Südostasiens beheimatet ist. Diese duftende Blume hat eine lange Geschichte der Verwendung in der traditionellen Medizin und wird zunehmend als Potenzmittel entdeckt. Die aphrodisierende Wirkung von Ylang-Ylang ist seit langem in der Volksmedizin bekannt. Der süße und blumige Duft der Blume wirkt auf die Sinne und kann eine entspannende und stimmungsaufhellende Wirkung haben. Es wird angenommen, dass der Duft von Ylang-Ylang die Freisetzung von Endorphinen im Gehirn stimuliert, was zu einer erhöhten sexuellen Erregung führen kann.

Darüber hinaus enthält Ylang-Ylang ätherische Öle, die verschiedene bioaktive Verbindungen enthalten. Diese Verbindungen können die Durchblutung fördern und die Entspannung der Muskulatur unterstützen, was sich positiv auf die sexuelle Leistungsfähigkeit auswirken kann. Eine verbesserte Durchblutung ist wichtig, um eine ausreichende Erektion aufrechtzuerhalten.

Die Anwendung von Ylang-Ylang als Potenzmittel kann auf verschiedene Arten erfolgen. Eine Möglichkeit besteht darin, ätherisches Ylang-Ylang-Öl zu verwenden und es in einer Massage zu verwenden. Die Massage kann dazu beitragen, die Entspannung zu fördern und die Durchblutung in den Genitalbereich zu verbessern. Ein paar Tropfen des ätherischen Öls können auch zu einem warmen Bad hinzugefügt werden, um eine sinnliche und entspannende Atmosphäre zu schaffen.

Ein weiterer Ansatz ist die Aromatherapie mit Ylang-Ylang-Duft. Das Einatmen des Dufts kann die Stimmung heben und eine romantische Atmosphäre schaffen. Dies kann dazu beitragen, Stress abzubauen und die sexuelle Lust zu steigern. Es ist wichtig zu beachten, dass Ylang-Ylang möglicherweise nicht bei allen Menschen die gleiche Wirkung hat. Jeder Körper reagiert unterschiedlich auf natürliche Substanzen, und es ist ratsam, individuelle Reaktionen zu beachten.

Bei bestimmten gesundheitlichen Bedingungen oder der Einnahme von Medikamenten ist es auch ratsam, vor der Verwendung von Ylang-Ylang als Potenzmittel einen Arzt zu konsultieren. Ylang-Ylang bietet eine natürliche und sinnliche Alternative zu herkömmlichen Potenzmitteln. Die Verwendung dieser exotischen Blume kann dazu beitragen, die sexuelle Lust zu steigern, die Stimmung zu verbessern und die Entspannung zu fördern.

Früher habe ich Ylang-Ylang häufig in einem geschlossenen Raum während der Massage verwendet, was zu Kopfschmerzen führen kann, wenn man es überdosiert. Es reicht aus, einen Tropfen in das Massageöl zu geben. Es wird davon abgeraten, Ylang-Ylang innerlich einzunehmen, da es Berichte über Herzinfarkte bei Männern gibt, die Ylang-Ylang als Aphrodisiakum verwendet haben. Doch im Massageöl ist es himmlisch und ungefährlich für Männer.

Yohimbe – die „Lustpflanze" für den Mann – auch bekannt als das „pflanzliche Viagra Afrikas"

Yohimbe hat eine noch stärkere Wirkung auf die Libido des Mannes als Rosmarin oder Damiana Blätter. Der Extrakt aus der graubraunen bis rötlichbraunen Rinde des Yohimbebaums wird in der afrikanischen Volksheilkunde als Aphrodisiakum und zur Potenzsteigerung verwendet. Der Yohimbebaum ist in den tropischen Regionen Zentralafrikas, Kamerun, Gabun, Kongogebiet und Nigeria beheimatet und gehört zur Familie der Rötegewächse. Yohimbin wirkt auf das zentrale Nervensystem. Es beschleunigt den Herzschlag, beeinflusst den Blutdruck und steigert die Aktivität. Es wird vermutet, dass erektile Dysfunktionen auf diese Weise beeinflusst werden. Darüber hinaus wird angenommen, dass die Pflanze die Blutzufuhr zum Penis verbessert und auf die Schwellkörper wirkt. Die genaue Wirkungsweise ist jedoch noch nicht vollständig geklärt. Der Inhaltsstoff Yohimbin ist ein natürliches Alkaloid, das aus der Rinde des Yohimbebaums gewonnen wird, der auch als „Potenzholz" bezeichnet wird.

Die Naturvölker Westafrikas verwenden die Rinde des Yohimbebaums seit Langem als Aphrodisiakum und Potenzmittel. Yohimbin verstärkt einerseits das sexuelle Verlangen und wirkt andererseits gegen organisch bedingte erektile Dysfunktionen. Yohimbin kann bei psychisch bedingten oder leichten organischen Erektionsproblemen eingesetzt werden, ist jedoch weniger wirksam als PDE-5-Hemmer oder Apomorphin. Yohimbin wird bei männlichen Erektionsstörungen eingesetzt und soll die männliche Lust stark steigern.

Vorsicht Priapismus möglich!

Es hat jedoch auch erhebliche Nebenwirkungen wie schmerzhaften Priapismus, der anfangs nicht von der gewünschten Lust zu unterscheiden ist. Nach einiger Zeit kommt es zu einer Blaufärbung des Penis, begleitet von einer Schwellung des gesamten Penis und der Hoden. Es besteht Gefahr, wenn es zu einer Fibrosierung (*narbiger Umbau der Schwellkörperstrukturen*) kommt, die zu einer irreversiblen Impotenz führen kann. Bei Verdacht auf Priapismus sollte umgehend ein Arzt oder die Notfallambulanz einer Urologie aufgesucht werden, um dauerhafte Schäden zu verhindern.

Die Ergebnisse der Studien zur therapeutischen Wirksamkeit von Yohimbin sind widersprüchlich. Selbst wenn eine gewisse Wirksamkeit festgestellt wurde, war sie nur gering. Die Qualität der Studien war unzureichend und es nahmen nur relativ wenige Männer daran teil. Leider fehlen aussagekräftige Studien, die Yohimbin mit PDE-Hemmern oder Alprostadil vergleichen. Es wurde zum Beispiel nicht untersucht, ob Yohimbin einen zusätzlichen Effekt hat, wenn es zusammen mit diesen Mitteln angewendet wird. Aufgrund dieser Umstände wird Yohimbin als „wenig geeignet" bewertet, selbst wenn es nur als unterstützende Behandlung eingesetzt wird. Yohimbin könnte allenfalls als Therapieversuch in Betracht gezogen werden, wenn jemand keine PDE-Hemmer wie Viagra einnehmen darf und sich gegen die Injektion von Alprostadil in den Penis oder die Harnröhre ausspricht.

Die genaue Wirkungsweise von Yohimbin ist noch nicht vollständig geklärt, es gibt jedoch verschiedene Vermutungen dazu. Tierversuche haben gezeigt, dass die Substanz das sexuelle Verhalten fördert und eine durch Stress beeinträchtigte sexuelle Aktivität normalisiert. Experten vermuten, dass Yohimbin bestimmte Rezeptoren (alpha-2-Rezeptoren) blockiert, die die Menge des Botenstoffs Noradrenalin im Körper regulieren. Wenn diese Rezeptoren besetzt sind, wird mehr Noradrenalin aus den Speichern freigesetzt, was sich positiv auf die sexuelle Aktivität auswirken kann.

Yohimbin wirkt wahrscheinlich hauptsächlich im Gehirn, wie bereits erwähnt. Dort fördert Noradrenalin die Wachheit, Reaktionsfähigkeit und auch die sexuelle Bereitschaft. Es wird angenommen, dass Yohimbin auch den Spiegel von zwei weiteren Hormonen im Gehirn erhöht: Serotonin, das als „Glückshormon" bekannt ist, und Dopamin, das den Antrieb, einschließlich des sexuellen Antriebs, stärkt. Beide Hormone spielen eine Rolle bei der sexuellen Bereitschaft. Darüber hinaus erweitert das freigesetzte Noradrenalin die Arterien im Genitalbereich und verbessert die Durchblutung.

Yohimbin hingegen soll die Venen im Penis verengen und den vorzeitigen Blutabfluss aus den Schwellkörpern verhindern. Es ist jedoch wichtig zu beachten, dass Yohimbin keine sofortige Wirkung hat. Männer müssen es regelmäßig über einen Zeitraum von zwei bis drei Wochen einnehmen, um eine Wirkung zu erzielen.

Yohimbin hat keinen Einfluss auf sexuelle Störungen bei Frauen und sollte von ihnen nicht angewendet werden. Männer können Yohimbin jedoch täglich über mehrere Wochen einnehmen, jedoch bitte nach ärztlicher Absprache, da auch Yohimbin, wie bereits erwähnt, Nebenwirkungen haben kann und nicht völlig risikofrei ist.

Wie wird Yohimbin eingenommen?

Bei Behandlungsbeginn wird empfohlen, zweimal täglich eine Tablette einzunehmen. Die Dosierung kann schrittweise auf dreimal täglich zwei Tabletten erhöht werden, um das Risiko von Nebenwirkungen zu verringern. In einigen klinischen Studien wurde jedoch festgestellt, dass bereits eine Dosierung von weniger als 15 bis 20 Milligramm Yohimbin (entspricht drei bis vier Tabletten des Präparats) einen therapeutischen Effekt hatte. Es kann zwei bis drei Wochen dauern, bis eine spürbare Wirkung eintritt. Die Behandlungsdauer wird in der Regel auf einen Zeitraum von etwa acht Wochen festgelegt.

Achtung:

Unter den folgenden Bedingungen sollte „Mann“ das Mittel nicht verwenden:

- niedriger Blutdruck (unter 90/50 mmHg).
- hoher Blutdruck, koronare Herzkrankheit oder

- Herzrhythmusstörungen, bei denen das Herz zu schnell oder zu langsam schlägt.
- grüner Star (Glaukom).
- Magen- oder Zwölffingerdarmgeschwür.
- psychische Erkrankungen, insbesondere Angststörungen oder allgemein gestörte Stimmung.
- stark eingeschränkte Leber- oder Nierenfunktion.
- bei Einnahme von Arzneimitteln, die auf das zentrale Nervensystem wirken, wie starke Schmerzmittel, Schlaf- oder Beruhigungsmittel (Psychopharmaka wie Valium oder Tavor). Dies kann zu einer unerwünschten Wirkungsverminderung oder -verstärkung der Medikamente führen, was unangenehme Folgen für den Körper haben kann.

Unter den folgenden Bedingungen sollte das Mittel nur angewendet werden, wenn der Arzt den Nutzen und die Risiken sorgfältig abgewogen hat:

- leichte bis mäßige Einschränkung der Nierenfunktion. Dies kann sich durch die Einnahme von Yohimbin verschlimmern, da die Nieren das Medikament möglicherweise nicht ordnungsgemäß ausscheiden können und eine schleichende Vergiftung des Körpers auftreten kann.
- leichte bis mäßige Einschränkung der Leberfunktion. In diesem Fall verzögert sich der Abbau von Yohimbin ebenfalls. Dies kann das Risiko von Nebenwirkungen erhöhen und die Toxizität von Yohimbin extrem verstärken.

Wenn „Mann“ andere Medikamente einnehmen muss, sollten folgende Punkte beachtet werden:

- Yohimbin kann die Wirkung von gleichzeitig eingenommenen Antidepressiva verstärken und vermehrt zu Nebenwirkungen führen.
- Wenn Sie Clonidin zur Senkung des Blutdrucks einnehmen und gleichzeitig Yohimbin verwenden, können sich beide Mittel in ihrer Wirkung abschwächen.
- In Kombination mit anderen blutdrucksenkenden Medikamenten kann Yohimbin die Wirkung dieser Medikamente so abschwächen, dass sie nicht mehr wirksam sind und der Blutdruck wieder ansteigt.

Es wurden gelegentlich Berichte über Magen-Darm-Beschwerden wie Übelkeit, Erbrechen, Appetitlosigkeit und Durchfall im Zusammenhang mit der Einnahme von Yohimbin erwähnt. Wie bereits erwähnt, kann Yohimbin den Blutdruck erhöhen und Herzrhythmusstörungen verursachen. Bei einigen Menschen kann der Blutdruck jedoch auch stark abfallen. Wenn Sie nach der Einnahme des Medikaments Schwindel oder Kopfschmerzen verspüren, sollten Sie die Einnahme von Yohimbin abbrechen und einen Arzt aufsuchen.

Die Wirkung von Yohimbin auf den Blutdruck kann zu Schwindel führen und Ihre Fähigkeit beeinträchtigen, aktiv am Straßenverkehr teilzunehmen, Maschinen zu bedienen und Aufgaben ohne sicheren Halt auszuführen.Yohimbin kann zu nervösen und erregten Zuständen führen. Wenn Sie nach der Einnahme Schwierigkeiten beim Schlafen, vermehrtes Schwitzen oder Zittern feststellen, sollten Sie einen Arzt aufsuchen. Gleiches gilt, wenn Sie bemerken, dass sich Ihre Stimmung verändert und Sie häufiger unter Angstzuständen leiden.

Es besteht auch die Möglichkeit, dass Yohimbin allergische Hautreaktionen auslöst. Wenn Sie plötzlich starke Hautrötungen und Quaddeln an Haut und Schleimhäuten bemerken, begleitet von Atemnot, Schwindel, Schwarzsehen, Durchfall oder Erbrechen, kann dies auf einen lebensbedrohlichen allergischen Schock hinweisen. In einem solchen Fall sollten Sie die Einnahme des Medikaments sofort beenden und den Notarzt verständigen.

Bei älteren Menschen funktionieren Leber und Nieren oft nur eingeschränkt, wodurch das Risiko unerwünschter Wirkungen bei der Einnahme von Yohimbin steigt. Yohimbin hemmt ein Enzym in der Leber, das für den Abbau giftiger Substanzen verantwortlich ist. Daher sollte während der Einnahme von Yohimbin auf den Konsum von alkoholischen Getränken, reifen Käsesorten, Bananen, Sauerkraut, Ananas und Schokolade verzichtet werden, da diese Lebensmittel viel Histamin enthalten.

Yohimbe und Priapismus

Yohimbe kann einen Zusammenhang mit Priapismus haben, einer schmerzhaften und langanhaltenden Erektion, die länger als vier Stunden dauert und nicht mit sexueller Stimulation in Verbindung steht. Priapismus ist ein medizinischer Notfall, der sofortige ärztliche Behandlung erfordert, da er zu dauerhaften Schäden am Penis führen kann.

Die Verbindung zwischen Yohimbe und Priapismus beruht auf der Wirkung von Yohimbe auf das Gefäßsystem. Yohimbe kann die Blutgefäße im Körper erweitern, was zu einer verbesserten Durchblutung führen kann. In einigen Fällen kann dies jedoch zu einer übermäßigen Durchblutung des Penis führen, die nicht kontrolliert wird und zu einer anhaltenden Erektion führt. Es ist wichtig zu beachten, dass Priapismus ein seltenes, aber ernstes Risiko bei der Verwendung von Yohimbe darstellt. Nicht alle Personen, die Yohimbe einnehmen, entwickeln Priapismus, und das Risiko kann von verschiedenen Faktoren abhängen, einschließlich der individuellen Reaktion des Körpers auf die Substanz.

Um das Risiko von Priapismus zu verringern, sollten Personen, die Yohimbe verwenden, die empfohlene Dosierung nicht überschreiten und die Anweisungen des Herstellers genau befolgen. Wenn während der Einnahme von Yohimbe eine schmerzhafte Erektion länger als vier Stunden anhält, sollte sofort ein Arzt aufgesucht werden.

Es ist wichtig, Yohimbe nicht ohne ärztliche Beratung einzunehmen, insbesondere wenn Sie bereits an einer zugrunde liegenden Erkrankung leiden, die das Risiko von Priapismus erhöhen kann, wie z. B. Sichelzellanämie oder Leukämie. Zusammenfassend ist Priapismus eine seltene, aber potenziell ernsthafte Nebenwirkung im Zusammenhang mit der Einnahme von Yohimbe. Personen, die Yohimbe verwenden, sollten sich der Symptome von Priapismus bewusst sein und bei deren Auftreten sofort ärztliche Hilfe in Anspruch nehmen.

Fazit

Abschließend lässt sich sagen, dass einige Männer Yohimbe als Tee aus der Rinde des Yohimbebaums zubereiten oder Yohimbe-Kapseln online bestellen. Obwohl Yohimbin als natürliche Alternative zu Viagra angesehen werden kann, hat es dennoch verschiedene Nebenwirkungen und kann für das Herz sehr gefährlich sein. Aus diesem Grund sollten Männer mit Herzproblemen oder hohem Blutdruck kein Yohimbin einnehmen. Yohimbin kann ähnlich wie Viagra zu Übererregung, Herzrasen und sogar Herzinfarkten oder Schlaganfällen führen, insbesondere bei älteren Männern. Für diese Männer könnte eine sanftere Aromatherapie in Form einer Massage sinnvoller und vor allem sicherer sein.

Zimt - Wunderwaffe für die Potenz

Zimt gilt als Wunderwaffe gegen Diabetes und als potenzförderndes Mittel. Bei männlicher Impotenz spielen in den meisten Fällen zwei organische Hauptursachen eine Rolle: Testosteronmangel und Durchblutungsstörungen aufgrund von Diabetes mellitus. Zimt, gewonnen aus der getrockneten Rinde des Ceylon-Zimtbaums und anderer Zimtbäume der Gattung Cinnamomum, ist eine effektive Waffe gegen durch Diabetes bedingte Durchblutungsstörungen.

Bereits eine prädiabetische Stoffwechsellage kann die Potenz und Fruchtbarkeit beeinträchtigen. Indem man Zimt in den Porridge oder das Essen mischt, kann die Durchblutung gesteigert und der Blutzuckerspiegel gesenkt werden, was hilft, Diabetes entgegenzuwirken.

Zimt ist eines der ältesten Gewürze der Welt und wurde bereits vor 2000 v. Chr. in China und Indien zur Würzung von Speisen verwendet. In der Antike wurde Zimt sowohl zum Räuchern als auch als Aphrodisiakum eingesetzt. Dieser Zusammenhang ergibt Sinn, da Zimt die Zuckerwerte verbessert und die Durchblutung der Gefäße fördert. Insbesondere Diabetiker und prädiabetische Menschen leiden häufig unter Durchblutungsstörungen, die zu Impotenz und Unfruchtbarkeit führen können.

Im Europa des 16. bis 18. Jahrhunderts galt Zimt als eines der kostbarsten und teuersten Gewürze. Zimt war bei den europäischen Herrscherhäusern, die viele Kinder zeugen mussten, sehr beliebt. In vielen Cafés kann man seinen Cappuccino mit Zimt verfeinern. Es wird behauptet, dass dies speziell die Zeugungsfähigkeit von Männern verbessert. Ein mir bekannter Heilpraktiker behandelte Männer mit Prädiabetes, Kinderwunsch oder Potenzproblemen mit Zimtpresslingen, die eine hohe Nachfrage hatten, während andere Produkte unverkauft blieben.

Zimt bietet eine Vielzahl von gesundheitlichen Vorteilen. Es wird angenommen, dass Zimt bei Magen-Darm-Problemen hilft, den Blutzuckerspiegel verbessert und die Durchblutung fördert. Zudem kann es den Cholesterinspiegel und den Blutdruck senken, was wiederum gut für die Herzgesundheit ist.

Für Menschen, die abnehmen möchten, kann Zimt eine hilfreiche Unterstützung sein. Es hat die Eigenschaft, das Hungergefühl zu hemmen, die Fettverbrennung anzukurbeln und einem prädiabetischen Stoffwechsel entgegenzuwirken. Dies kann auch für die Potenz und den Kinderwunsch relevant sein, da übergewichtige und zuckerkranke Männer häufig mit niedrigen Testosteronwerten zu kämpfen haben, was sich negativ auf die Libido und den Kinderwunsch auswirken kann.

Darüber hinaus sind Durchblutungsstörungen, die bei Diabetes auftreten können, ein weiteres Problem, das berücksichtigt werden muss, da es die Potenz beeinflussen kann. Es ist wichtig zu beachten, dass Durchblutungsstörungen bereits in einer prädiabetischen Stoffwechsellage auftreten können.

Insgesamt zeigt sich, dass Zimt auf verschiedene Weisen eine positive Wirkung auf die Gesundheit haben kann. Es sollte jedoch bedacht werden, dass Zimt keine alleinige Lösung für Diabetes, Impotenz oder den Kinderwunsch darstellt. Es kann jedoch als Teil eines gesunden Lebensstils und in Kombination mit einer ausgewogenen Ernährung und regelmäßiger körperlicher Aktivität unterstützend wirken. Es ist immer ratsam, Rücksprache mit einem Arzt zu halten, insbesondere wenn bereits bestehende gesundheitliche Probleme vorliegen.

Zimt kann Frauen helfen, ihren Menstruationszyklus wiederherzustellen, was für eine erfolgreiche Schwangerschaft wichtig sein kann

Da Zimt wehenfördernd wirkt, sollten schwangere Frauen auf den Verzehr von Zimt verzichten. In der letzten Schwangerschaftswoche kann jedoch eine Tasse Chai-Tea getrunken werden, um die Wehen anzuregen und einer Übertragung entgegenzuwirken. Die Hebamme Ingeborg Stadelmann verwendet für die Bauchmassage zur Einleitung bei der Geburt das Ut-Öl, das Ingwer, Nelke, Zimt und Eisenkraut enthält.

Es ist jedoch zu beachten, dass einige Personen allergisch auf Zimt reagieren können, und manche Frauen könnten extrem auf Zimt mit vorzeitigen Wehen reagieren. Der in Zimt enthaltene Stoff Cumarin (und auch Safrol) kann gesundheitsschädlich sein. Insbesondere in Cassia-Zimt kommt Cumarin in hoher Konzentration vor, während Ceylon-Zimt unbedenklich ist. Zusätzlich kann Cumarin für weitere Beschwerden wie Erbrechen, Kopfschmerzen, Schwindel, Schlafsucht sowie Schäden an Nieren und Leber verantwortlich sein. Auch Herzrasen, erhöhte Darmaktivität, Schweißausbrüche und schnelle Atmung können als Nebenwirkungen bei übermäßigem Zimtverzehr auftreten. Aus diesem Grund gibt es seit einigen Jahren Höchstwerte für Zimtsterne im Handel, da sie oft den Cumarin-Grenzwert überschreiten. Für gemahlenen Zimt oder Zimtstangen sind jedoch keine spezifischen Cumarin-Grenzwerte festgelegt. In zimthaltigen Lebensmitteln wie Zimtsternen werden die Grenzwerte häufig überschritten, da in Fertigprodukten meist der deutlich günstigere Cassia-Zimt verwendet wird, der eine viel höhere Cumarin-Konzentration als Ceylon-Zimt aufweist.

Deshalb ist es ratsam, Zimt selbst zu verwenden und Ceylon-Zimt aus biologischem Anbau zu wählen, um die negativen Auswirkungen von Cumarin zu minimieren. Zusammenfassend lässt sich sagen: Zimt kann sowohl Männern als auch Frauen helfen - es kann die Potenz bei Männern steigern und den Menstruationszyklus bei Frauen regulieren. Es ist jedoch wichtig, die möglichen allergischen Reaktionen und die Gefahr von übermäßigem Cumarin-Konsum zu beachten, um die Gesundheit zu schützen.

Zimt: macht Männer potenter und regelt den Zyklus der Frau!

Heiße Schokolade für Sie und Ihn

Für dieses Rezept benötigen Sie:

- 200 ml Milch
- 1 gehäuften Teelöffel Carob-Pulver
- 1 Prise Ceylon-Zimt
- 1 Teelöffel Rohrohrzucker

Geben Sie die Milch in einen Topf und bringen Sie sie zum

Kochen. Rühren Sie dann das Carob-Pulver, den Zimt und den Rohrohrzucker ein.

Schon in der Zeit von Maria Theresia waren Desserts, die mit Zimt, Nelken oder anderen exotischen Gewürzen verfeinert wurden, besonders beliebt. Anstelle von Schokolade verwenden wir in diesem Rezept Carob-Pulver, das viele gesundheitliche Vorteile bietet und insbesondere dazu beitragen kann, hohe Blutfettwerte zu senken.

L-Arginin: Potenzbooster für den Mann

L-Arginin ist eine Aminosäure, die im Körper eine wichtige Rolle bei der Produktion von Stickstoffmonoxid (NO) spielt. Stickstoffmonoxid ist ein Signalmolekül, das die Entspannung der Blutgefäße fördert und die Durchblutung verbessert. Aus diesem Grund wird L-Arginin oft als natürliches Potenzmittel angepriesen, da eine gute Durchblutung für eine gesunde Erektion entscheidend ist.

Es wird angenommen, dass L-Arginin die Stickstoffmonoxidproduktion erhöht und dadurch die Blutgefäße im Genitalbereich erweitert, was zu einer besseren Durchblutung der Schwellkörper im Penis führt. Dadurch kann die sexuelle Leistungsfähigkeit verbessert und die Erektionsfähigkeit gesteigert werden.

Mehrere Studien haben die potenziellen Vorteile von L-Arginin bei der Behandlung von erektiler Dysfunktion untersucht. Einige Studien haben gezeigt, dass L-Arginin die Erektionsfähigkeit bei Männern mit leichten bis moderaten Potenzproblemen verbessern kann, insbesondere wenn diese auf Durchblutungsstörungen zurückzuführen sind.

Es ist jedoch wichtig zu beachten, dass die Wirksamkeit von L-Arginin als Potenzmittel nicht bei allen Männern einheitlich ist. Die Ergebnisse können variieren und sind von verschiedenen Faktoren wie der zugrunde liegenden Ursache der erektilen Dysfunktion, dem allgemeinen Gesundheitszustand und anderen individuellen Aspekten abhängig.

Darüber hinaus ist es wichtig zu wissen, dass L-Arginin in hohen Dosen eingenommen werden muss, um möglicherweise einen Effekt zu erzielen. Die empfohlene Dosierung kann je nach Person variieren, und es ist ratsam, vor der Einnahme von L-Arginin einen Arzt zu konsultieren, um die geeignete Dosierung und mögliche Risiken oder Wechselwirkungen mit anderen Medikamenten zu besprechen.

Es ist ebenfalls zu beachten, dass L-Arginin bei einigen Menschen Nebenwirkungen verursachen kann, wie z.B. Magen-Darm-Beschwerden, Kopfschmerzen oder allergische Reaktionen. Daher sollten Personen mit Vorerkrankungen oder der Einnahme bestimmter Medikamente besonders vorsichtig sein und ärztlichen Rat einholen, bevor sie L-Arginin als Potenzmittel verwenden. Wenn man bereits Blutverdünner einnimmt oder einen Herzinfarkt hatte, sollte man von einer Einnahme von Arginin absehen.

Insgesamt kann L-Arginin als potenzielles natürliches Potenzmittel betrachtet werden, das die Durchblutung und die sexuelle Leistungsfähigkeit verbessern kann. Es ist jedoch wichtig, die individuellen Umstände zu berücksichtigen und die Verwendung von L-Arginin mit einem Arzt zu besprechen, um mögliche Risiken abzuwägen und die richtige Dosierung zu bestimmen.

Flibanserin: Das luststeigernde Medikament für Frauen

Flibanserin ist ein Medikament, das zur Behandlung der sogenannten „*Hypoaktiven sexuellen Luststörung*" (HSDD) bei Frauen zugelassen ist. Diese Störung ist durch einen chronischen Mangel an sexuellem Verlangen gekennzeichnet, der zu persönlichem Leiden und zwischenmenschlichen Schwierigkeiten führen kann.

Die genaue Wirkweise von Flibanserin ist noch nicht vollständig verstanden. Es wird angenommen, dass das Medikament auf das zentrale Nervensystem wirkt, indem es die Aktivität bestimmter Neurotransmitter beeinflusst. Insbesondere erhöht Flibanserin die Konzentration von Dopamin und Noradrenalin, während es die Konzentration von Serotonin senkt.

Diese Veränderungen im Neurotransmitterhaushalt sollen dazu beitragen, das sexuelle Verlangen zu steigern und die sexuelle Befriedigung bei Frauen mit HSDD zu verbessern. Durch die Beeinflussung der Neurotransmitter soll Flibanserin die Balance zwischen Anregung und Hemmung im Gehirn wiederherstellen, was zu einer erhöhten sexuellen Motivation führen kann.

Flibanserin sollte jedoch nicht als „Viagra für Frauen" betrachtet werden. Es wirkt nicht direkt auf die Durchblutung oder körperliche Erregung, sondern zielt darauf ab, das sexuelle Verlangen und die sexuelle Motivation zu steigern. Die Wirkung von Flibanserin kann bei verschiedenen Frauen unterschiedlich sein und nicht alle Frauen mit HSDD werden von der Behandlung profitieren. Flibanserin kann Nebenwirkungen wie Schläfrigkeit, Schwindel, Übelkeit und niedrigen

Blutdruck haben. Aus diesem Grund wird Flibanserin normalerweise vor dem Zubettgehen eingenommen, um das Risiko von Nebenwirkungen zu minimieren. Es ist wichtig, das Medikament gemäß den Anweisungen des Arztes einzunehmen und über mögliche Nebenwirkungen zu sprechen.

Flibanserin ist ein verschreibungspflichtiges Medikament und sollte nur unter ärztlicher Aufsicht und nach sorgfältiger Abwägung der Risiken und Vorteile verwendet werden. Vor Beginn der Behandlung mit Flibanserin sollte eine gründliche medizinische Untersuchung und eine genaue Diagnosestellung durchgeführt werden, um sicherzustellen, dass die HSDD vorliegt und andere mögliche Ursachen für den Mangel an sexuellem Verlangen ausgeschlossen werden können.

Austern, das Aphrodisiakum aus dem Meer

Austern werden oft als potenzsteigernde Lebensmittel betrachtet und haben einen Ruf als Aphrodisiakum. Dieser Ruf beruht auf verschiedenen Faktoren. Erstens sind Austern reich an Zink, einem Mineralstoff, der für die Produktion von Testosteron wichtig ist. Testosteron ist ein Hormon, das eine entscheidende Rolle für die sexuelle Funktion und das sexuelle Verlangen sowohl bei Männern als auch bei Frauen spielt. Ein angemessener Zinkspiegel im Körper kann daher die sexuelle Gesundheit und Potenz unterstützen.

Zweitens enthalten Austern auch eine signifikante Menge an Aminosäuren wie D-Asparaginsäure und N-Methyl-D-Asparaginsäure. Diese Aminosäuren können den Körper dabei unterstützen, mehr Testosteron zu produzieren und die Durchblutung zu verbessern. Eine gute Durchblutung ist wichtig für eine gesunde sexuelle Funktion, da sie eine ausreichende Blutversorgung der Genitalien ermöglicht. Darüber hinaus enthalten Austern auch andere Nährstoffe wie Vitamin B12 und Omega-3-Fettsäuren, die zur allgemeinen Gesundheit beitragen können. Eine gute allgemeine Gesundheit ist ebenfalls wichtig für eine gesunde sexuelle Funktion.

Austern sollten roh verzehrt werden, um ihre Nährstoffe bestmöglich zu erhalten. Bei der Zubereitung sollte man auf eine sichere Handhabung achten, um das Risiko von Lebensmittelvergiftungen zu minimieren. Zusammenfassend kann gesagt werden, dass Austern aufgrund ihres hohen Zinkgehalts und anderer Nährstoffe wie Aminosäuren potenzsteigernde Eigenschaften haben können. Es ist jedoch wichtig, eine ausgewogene Ernährung und einen gesunden Lebensstil insgesamt beizubehalten, um die sexuelle Gesundheit und Potenz zu fördern.

Libido – so bringen Sie Ihre Lust gezielt auf Trab

Sex sollte Spaß machen! Insbesondere Paare mit Kinderwunsch neigen dazu, das Thema Sex mit einer gewissen Anspannung zu betrachten und sich ausschließlich auf die fruchtbaren Tage um den Eisprung der Frau zu konzentrieren, da sie glauben, dass dies die beste Zeit für eine Empfängnis ist.

Vergessen Sie alles, was Sie über fruchtbare und unfruchtbare Tage wissen. Genießen Sie einfach den Sex und haben Sie Spaß dabei. Der Rest wird sich von selbst ergeben. Denken Sie vor allem daran, dass Sie es wert sind, sich selbst Freude zu bereiten und wecken Sie die sinnliche Seite in Ihnen, um Ihren Partner zu verführen.

Es kann oft hilfreich sein, Sex nicht nur in den eigenen vier Wänden zu praktizieren, sondern sich für ein Date zum Beispiel in einem schönen Hotel zu treffen. Kombinieren Sie es vielleicht mit einem Wellness-Spa, wo Sie beide entspannen und den Alltagsstress, das Homeoffice und die Verantwortung für die Kinder hinter sich lassen können. Es ist ein Ort, an dem Sie beide einfach Liebende sein können - eine Oase der Intimität und des Genusses.

Betrachten Sie das Thema Sex entspannt und insbesondere für Männer wichtig: ohne Druck und Leistungsdenken. Entfernen Sie Glaubenssätze wie „Ich muss einen Orgasmus haben“ oder „Ich muss ein Kind zeugen“ aus Ihrem Kopf.
Frauen denken oft in Kategorien wie „Ich muss schwanger werden, weil XY auch schwanger ist“. Doch oft wirkt der folgende Satz Wunder: „Du darfst erstmal nicht schwanger werden, weil du entgiften musst.“ Unser Unterbewusstsein nimmt das Wort „nicht“ oft nicht wahr und plötzlich ist „Frau“ schwanger.

Eine Entgiftung tut sowohl Frauen als auch Männern gut. Deshalb sollten Paare zu Beginn ihres Kinderwunsches eine Fasten- und Reinigungskur durchführen. Eine meiner Patientinnen wurde nach einer gemeinsamen Yogafastenkur mit ihrem Mann schwanger. Es ist logisch, dass Stress der Psyche und der Fruchtbarkeit schadet. Stress erhöht beispielsweise das Hormon *Prolaktin*, das den Eisprung verhindert und den Menstruationszyklus durcheinander bringt.
Männer reagieren auf stressige Situationen oft mit einer Abnahme der Spermienmenge und einer schlechteren Qualität. Es ist erstaunlich, dass ein Spermiogramm nach einem Urlaub oder einer Fastenkur (z. B. Yoga und Fasten) oft besser ausfällt.

Für Männer spielt Sex eine wichtige Rolle in ihrer Identität. Wenn es nicht wie gewünscht klappt, sinkt oft die Stimmung und damit auch der Testosteronspiegel, was sich wiederum auf die Spermienmenge und - qualität auswirken kann.

Kurz gesagt, der Schlüssel zu einer erfüllten Sexualität und einem erfolgreichen Kinderwunsch liegt darin, den Sex zu genießen, Stress zu reduzieren und sich selbst und dem Partner Freude zu bereiten. Körperliche und mentale Entspannung sowie eine gesunde Lebensweise können dabei unterstützen, die sexuelle Gesundheit und die Fruchtbarkeit zu verbessern. Bleiben Sie also bitte möglichst entspannt und gönnen Sie sich ausgiebige Schäferstündchen, wo Sie sich gegenseitig verführen.

In folgendem Kapitel möchte ich Ihnen wertvolle Tipps geben, wie Sie Schwung in Ihr Liebesleben bringen können. Unsere Empfehlungen richten sich vor allem an die Damen, die bei der Kinderwunschtherapie eher den aktiven Part übernehmen möchten. Mit diesen Tipps locken Sie Ihren „Ritter“ in Ihr Bett und sorgen für eine aufregende Zeit zu zweit.

Das sinnliche Venus-Bad

Verwandeln Sie regelmäßig Ihr Badezimmer in eine verlockende „Lustgrotte“ und erwecken Sie die Venus in Ihnen zum Leben. Für das ultimative Venus-Bad mischen Sie 100 ml Mandelöl mit je 2 ml Ylang-Ylang, Jasmin und Muskatellersalbei, die allesamt aphrodisierende Eigenschaften haben. Vor allem Jasmin und Ylang-Ylang duften so betörend, dass Ihr Liebster Ihnen kaum widerstehen können wird. Wenn Sie es noch exklusiver möchten und eine Schwangerschaft anstreben, können Sie zwei Tropfen Madonnenlilie in Ihre Mischung geben. Geben Sie ein paar Tropfen dieser Ölmischung zusammen mit etwas Badesalz in Ihre Badewanne. Sie können auch Ihren Liebsten mit dieser Ölmischung, verdünnt in einem hochwertigen Massageöl wie Mandel- oder Sesamöl, massieren oder sich von ihm massieren lassen.

Was Massagen betrifft, zeigt eine Studie von Mark Rapaport vom Cedars-Sinai Medical Center in Los Angeles, veröffentlicht im Fachmagazin „*The Journal of Alternative and Complementary Medicine*“, dass Massagen die Konzentration von Stresshormonen im Körper senken können. Schon eine einzige Massage hat messbare Vorteile für denjenigen, der massiert wird. Die Forscher stellten fest, dass bei der massierten Gruppe im Vergleich zur Kontrollgruppe eine erhöhte Anzahl von Lymphozyten vorhanden war, was auf eine verbesserte Abwehr gegen Viren, Bakterien und Giftstoffe hinweist. Zusätzlich wurde eine geringere Menge des Stresshormons Cortisol im Blut derjenigen festgestellt, die sich durch die schwedische Massage entspannen konnten. Gleichzeitig verringerte sich die Menge des Hormons *Arginin-Vasopressin* im Blut, das mit aggressivem Verhalten in Verbindung gebracht wird.

Folgende ätherische Öle haben aphrodisierende Wirkung (*einige davon kennen Sie bereits aus dem Pflanzenteil des Buches*): Sinnliche Düfte wie Rose, Ylang-Ylang, Jasmin oder Osmanthus, aber auch feurige Düfte wie Pfeffer, Ingwer oder Patchouli, die das „Liebesfeuer“ entfachen können. Achten Sie besonders bei Pfeffer und Ingwer auf sparsamen Gebrauch, da diese Öle die Haut reizen können. Ätherische Öle sollten immer in Öl (Mandel- oder Sesamöl) verdünnt werden und nicht pur aufgetragen werden, da dies die Haut und Atemwege reizen kann. Nach einem solchen sinnlichen Erlebnis steht einem romantischen Schäferstündchen nichts mehr im Wege.

Eine Venus schmückt sich

Stellen Sie sich vor, wie Venus in einem viel zu weiten grauen Jogginganzug und Flip-Flops griesgrämig auf der Couch sitzt und vor dem Fernseher gelangweilt herumhängt. In dieser Aufmachung wird kaum ein Apollo anbeißen, oder? Und ehrlich gesagt, der Ehepartner sitzt wahrscheinlich gerade gelangweilt vor dem Computer und sieht auch nicht gerade aus wie Apollo höchstpersönlich. Leider ist das gar nicht so selten, denn wann kleidet man sich schon auf, außer man geht aus?

Das ist wirklich schade und eine Gefahr für die Liebe. Wie viel weiblicher fühlt sich eine Frau in einem schönen Kleid oder atemberaubender Unterwäsche. Ich kenne diese Gewohnheit aus eigener Erfahrung und im Nachhinein kann ich nur sagen: Frauen, holt eure Venus heraus, kauft euch schöne Kleidung - auch nur für euch selbst. Ein tolles Kleidungsstück, in dem Sie sich wahrhaftig glücklich fühlen, reicht schon aus.

Tragen Sie auch Schmuck. Hier gilt: Es muss Ihnen gefallen und die Farbe muss zu Ihnen passen. Sie können mit verschiedenen Steinen variieren - Rosenquarz für gebrochene Herzen und verspielte Mädchen oder Granat für mehr Selbstvertrauen. Der orangefarbene Karneol hilft dabei, das Sakralchakra, unser Sexualchakra, aufzuladen und Energie in den Unterleib zu bringen, was die Sexualität in Schwung bringt. Der Feueropal soll die Begierde wecken und uns leidenschaftlicher machen. Rot ist nicht umsonst die Farbe der Liebe. Der Granat sorgt für Spaß beim Sex, denn er macht uns Frauen selbstbewusster (und aktiver im Bett). Er wird der griechischen Göttin der Fruchtbarkeit, Demeter, zugeordnet. Übrigens sollten Frauen, die schwanger werden wollen, Silberschmuck tragen. Silber ist das Element des Mondes und soll uns Frauen fruchtbar machen. Gerade im Orient tragen Frauen Silberschmuck wie Armreifen, Fußkettchen, Zehenringe oder Bauchkettchen. Sie können auch einfach Ihr Silberbesteck herausholen, denn auch das soll die Fruchtbarkeit erhöhen.

Perlenschmuck soll ebenfalls sehr gut für die Fruchtbarkeit sein. Die Perle wird ebenfalls dem Mond zugeordnet. Sie fragen sich jetzt vielleicht, was der Mond mit Ihrer Fruchtbarkeit zu tun hat. Nun, eine ganze Menge: Früher hatten Frauen den Mond und die Sterne als einzige Lichtquellen und menstruierten im Einklang mit dem Mond. Dieser Zugang ist uns verloren gegangen, deshalb sollten wir im Dunkeln schlafen und nur um den Eisprung herum eine kleine Lichtquelle brennen lassen, um den Zyklus zu regulieren. Denn ohne Eisprung gibt es keinen Zyklus, und ohne Zyklus gibt es keine Schwangerschaft. Alternativ können Sie auch Silber- und Perlenschmuck nutzen.

Vor dem Sex einen Tee genießen

Bevor Sie und Ihr Partner sich dem Liebesspiel hingeben, können Sie eine Tasse Damiana-Tee trinken. Brühen Sie einen Teelöffel Damiana-Blätter pro Tasse auf. Diese heilige Pflanze der Maya wirkt nicht nur krampflösend und entspannend, sondern steigert auch die Libido. Eine leckere Alternative zum Tee ist der „Damiana-Rum“. Geben Sie eine Handvoll

Damiana-Blätter in eine Flasche Rum und stellen Sie sie für vier Wochen auf die sonnige Fensterbank. Danach abseihen und täglich einen Schluck Rum genießen. Rosmarin ist hervorragend für die Libido und Potenz. Verwenden Sie Rosmarin als würziges Kraut zu Bratkartoffeln, die Sie Ihrem Partner servieren können, zusammen mit Basilikum-tomatensalat, da Basilikum ebenfalls die Libido anregen soll. Ebenso wie Liebstöckel, besser bekannt als das Maggi-Kraut. Aber zurück zum Rosmarin: Er wirkt belebend und macht müde Männer munter, steigert die Libido und Potenz.

Männer, die etwas träge sind, können Rosmarin-Tee trinken, ebenso wie Frauen mit niedrigem Blutdruck. Eine köstliche Variante ist Rosmarin-Wein. Geben Sie eine Handvoll Rosmarinzweige in ein Glas und füllen Sie es mit Weißwein auf. Lassen Sie es zwei Wochen lang auf der sonnigen Fensterbank stehen, dann abseihen. Genießen Sie gelegentlich ein halbes Glas Rosmarin-Wein. Bei hohem Blutdruck ist Vorsicht geboten bei potenzsteigernden Mitteln.

Noch stärker als Rosmarin oder Damiana wirkt Yohimbe. Der Extrakt aus der Rinde des Yohimbebaums wird in der afrikanischen Volksheilkunde als Aphrodisiakum und zur Steigerung der Potenz verwendet. Yohimbin wird auch zur Behandlung von erektiler Dysfunktion bei Männern eingesetzt und soll die männliche Lust intensivieren. Allerdings hat es erhebliche Nebenwirkungen wie schmerzhaften Priapismus, der anfangs nicht von der gewünschten Erregung zu unterscheiden ist. Einige Männer brauen sich einen Tee aus Yohimbe-Rinde oder bestellen Yohimbe-Kapseln online. Es mag gesünder und natürlicher als Viagra sein, hat aber dennoch beträchtliche Nebenwirkungen und kann insbesondere für Männer mit Herzproblemen oder hohem Blutdruck nicht ganz ungefährlich sein. Ähnlich wie Viagra kann es zu Übererregung, Herzrasen, Herzinfarkten oder Schlaganfällen führen. All diese Informationen finden Sie bereits im Kapitel „Yohimbe - die Lustpflanze“ für Männer.

Viele Männer schwören auch auf Potenzsalben. Diese wirken allerdings sehr stark, ähnlich die berühmt berüchtigte spanische Fliege, die überdosiert nicht nur die Lust, sondern den Tod bringt. Cantharidin ist ein starkes Gift, von dem behauptet wird, es reize die Harnwege und löse eine Erregung aus. Angeblich können Männer dann länger. Aber zu welchem Preis? Dauererrektion, Kollaps, Leber- und Nierenversagen? Also lieber Finger weg!

Eine sicherere Alternative zu Potenzsalben ist das Produkt „Erotisan-Manneskraft“ von Kräuterhaus Sankt Bernhard. Es enthält Potenzholz, Damianablätter, Sabalfrüchte (für die Prostata) und Guarana (für einen Energieschub). Zusätzlich können Nahrungsergänzungsmittel wie Vitamin B6 (für ein besseres Nervensystem), Zink (für die männliche Fruchtbarkeit) und Selen (für die Spermienbildung) die männliche Fruchtbarkeit steigern und vor dem Geschlechtsverkehr eingenommen werden. Es ist wichtig zu beachten, dass diese Nahrungsergänzungsmittel über einen Zeitraum von drei bis sechs Monaten in Form einer Kur eingenommen werden sollten.

Venus kocht für ihren Apoll – *oder* Liebe geht durch den Magen

Liebe geht bekanntlich durch den Magen, und wenn Sie Apoll in Ihr Bett locken möchten, sollten Sie folgende Gewürze verwenden:

Chili: Feurige Chilis gelten als scharfe Gewürze - im wahrsten Sinne des Wortes. Durch den enthaltenen Scharfmacher *Capsaicin* erhalten Chilis ihren feurigen Geschmack. Der scharfe Geschmack regt die Durchblutung und die Freisetzung von Endorphinen, den sogenannten Glückshormonen, an. Das entfacht die Leidenschaft. Geben Sie eine Prise Chili in seine heiße Schokolade und genießen Sie sie zusammen. Auch in Schokoladenkuchen verleiht eine Prise Chili einen himmlischen Geschmack.

Ingwer: Der scharfe Ingwer ist ein Turbo für die Libido. In der ayurvedischen Gesundheitslehre wird Ingwer als Entfacher des inneren göttlichen Feuers beschrieben. Durch seine Schärfe und wärmende Wirkung bringt Ingwer nicht nur den Kreislauf, sondern auch den Sexualtrakt auf Hochtouren. Fügen Sie geriebenen Ingwer zu Ihren Gerichten hinzu oder bereiten Sie eine Kürbissuppe mit etwas Ingwer und einer ordentlichen Prise Chiliflocken zu. Ätherisches Ingweröl sollte sparsam dosiert und nicht pur aufgetragen werden.

Rosmarin: Der aromatische Duft und der volle Geschmack von Rosmarin betören die Sinne. In der römischen Antike und im Mittelalter wurde Rosmarin sogar als Liebeszauber verwendet. Man flocht ihn Frauen in den Brautkranz, um die Fruchtbarkeit zu stärken. Rosmarin passt gut zu Bratkartoffeln oder kann als Tee/Rosmarinwein genossen werden.

Cayenne-Pfeffer: Der scharfe Cayennepfeffer enthält viele ätherische Öle, die dafür sorgen, dass alle Körperteile mit sauerstoffreichem Blut versorgt werden. Dies lässt uns angenehme Wärme empfinden und weckt die Lust auf Liebe und Leidenschaft. Bitte würzen Sie Cayennepfeffer sparsam, da er sehr scharf ist.

Nelken: Auch Nelken haben durch ihre ätherischen Öle eine durchblutungsfördernde Wirkung, die das Lustempfinden steigert. Besonders fröstelnde Frauen mit geringer Libido profitieren von einem Chai-Tee aus Nelken, Zimt und Ingwer, der auch vor dem Sex getrunken werden kann. Danach fühlen Sie sich warm, denn wenn wir frieren, ist die Lust auf Sex auch nicht vorhanden.

Muskatnuss: Die berauschende und luststeigernde Wirkung von Muskat ist Köchen gut bekannt. Früher wurde die würzige Nuss sogar Milch und Wein zugesetzt, um die Leidenschaft ordentlich anzufeuern. Die stimulierende Wirkung von Muskat beruht auf dem enthaltenen Myristicin, das die Libido anregt. Muskatnuss passt sehr gut zu Kartoffelbrei oder kann in energiereichen Keksen nach Hildegard von Bingen verwendet werden.

Rezept für Energiekekse:

- 400 g Dinkelvollkornmehl
- 250 g Butter
- 150 g Rohrzucker
- 200 g gemahlene Mandeln
- 2 Eier
- 20 g Muskatnuss
- 20 g Zimt
- 5 g Nelken
- Prise Salz
- Wasser nach Bedarf

Alle Zutaten zu einem Teig verkneten und eine etwa drei Zentimeter dicke Rolle formen. Den Teig für 30 Minuten kühl stellen. Anschließend den Teig in etwa drei Zentimeter dicke Scheiben schneiden, auf ein mit Backpapier ausgelegtes Blech legen und bei 180 bis 200 Grad Celsius für etwa zehn Minuten backen.

Beachten Sie: Erwachsene können bis zu fünf Kekse pro Tag genießen. Schwangere sollten aufgrund der menstruationsfördernden Wirkung von Muskatnuss darauf verzichten. Da die Kekse eine hohe Menge an Muskatnuss enthalten, kann übermäßiger Verzehr Kopfschmerzen, Schwindelanfälle, Wahrnehmungsstörungen und Übelkeit verursachen. Menschen, die Antidepressiva einnehmen, sollten ebenfalls darauf verzichten, da Muskatnuss potenzielle Wechselwirkungen haben kann.

Koriander: Das erotische Geheimnis von Koriander liegt in den enthaltenen pflanzlichen Östrogenen. Sein Genuss hebt die Stimmung und wirkt vor allem bei Frauen luststeigernd. Der Geschmack ist nicht jedermanns Sache. Mir persönlich schmeckt er gut als Topping in einer Thai-Suppe. In der Naturheilkunde wird Koriander auch zur Ausleitung von Schwermetallen und Toxinen verwendet, die die Fruchtbarkeit beeinträchtigen können. Toxische Metalle wie Quecksilber, Cadmium, Blei und Aluminium sind gefährlich, da sie sich im Gewebe ablagern, das Immunsystem schwächen und langfristig zu chronischen Krankheiten wie Alzheimer oder Krebs führen können.

Koriander kann nach Zahnsanierungen eingesetzt werden, um Quecksilber aus Amalgamfüllungen auszuleiten. Beachten Sie jedoch, dass Koriander die Spermienzahl bei Männern mit Kinderwunsch verringern kann. Zudem kann der Pflanzensaft unter Einwirkung von Sonnenlicht bei empfindlichen Menschen photoallergische Hautreaktionen hervorrufen. Es gibt auch häufig Allergien gegen Koriander.

Zimt: Schon die alten Ägypter wussten es: Zimt gilt als einer der größten natürlichen Verführer. Auch im Harem der Sultane wurde häufig Tee mit Zimt getrunken, was im Orient immer noch verbreitet ist. Am Hofe der Habsburger versuchte man mit Zimt im Kaffee oder in heißer Schokolade die Fruchtbarkeit zu stärken. Zimt stimuliert den männlichen und weiblichen Körper, eine größere Menge an Pheromonen zu produzieren. Die Duft- und Botenstoffe ziehen das Gegenüber magisch an. Geben Sie also Zimt in Ihren Kaffee. Sie wissen ja, dass Zimt selbst impotente Diabetiker potenter macht, da er bei Durchblutungsstörungen hilft.

Tonkabohne: Ein Hauch von Tonkabohne rundet Desserts perfekt ab und beflügelt die Leidenschaft. Die Tonkabohne, die der Vanille ähnelt, lindert Stress und entspannt. Durch ihren süßlichen Duft und Geschmack spricht sie alle Sinne an und sorgt dafür, dass der Abend auch nach dem Nachtisch prickelnd bleibt.

Kochen Sie möglichst frisch und verwenden Sie zum Würzen statt Kochsalz frische Kräuter wie Koriander, Liebstöckel, Bohnenkraut und streuen Sie Brennnesselamen über Ihre Speisen. Denken Sie daran, schädliche Fremdöstrogene aus der Nahrung zu verbannen. Verzichten Sie auf hormonverseuchtes Fleisch aus Massentierhaltung und kaufen Sie Fleisch, Eier, Milch und Fisch aus biologischer, artgerechter Zucht. Achten Sie auch bei Obst und Gemüse auf biologische Herkunft.

Verwenden Sie gute Fette wie Olivenöl, Leinöl, Kokosöl, Nüsse, Avocados, Makrele, Sardinen, Hering und Lachs, aber auch Krillöl. Beachten Sie jedoch, dass Menschen mit einer Allergie oder Unverträglichkeit gegenüber Schalentieren oft nicht gut auf Krillöl reagieren. Die gesundheitsfördernden Stoffe im Krillöl können Herz-Kreislauf-Erkrankungen entgegenwirken, die Blutfettwerte senken und helfen, einen zu hohen Blutdruck zu reduzieren. Das Öl ist entzündungshemmend und kann daher bei stillen, schleichenden Entzündungen wie Rheuma, Arthrose, Arthritis oder Diabetes gut eingesetzt werden. Auch bei Frauen mit Endometriose, die als chronischer Entzündungsherd die Fruchtbarkeit beeinträchtigen kann, wäre Krillöl einen Versuch wert.

Beachten Sie: Krillöl hat blutverdünnende Eigenschaften und sollte daher von Personen gemieden werden, die mit Antikoagulantien (Blutverdünnern) behandelt werden.

Verzichten Sie auf Kohlenhydrate, insbesondere auf weißes Mehl und Zucker, um das furchtbarkeitshemmende Bauchfett zu minimieren und bei Frauen Entzündungsherden im Rahmen einer Endometriose entgegenzuwirken. Männer sollten aufgrund der testosteronsenkenden Phytoöstrogene vor allem auf Bier verzichten und Soja sowie Tofu meiden.

Trinken Sie Ihr Wasser aus Glasflaschen, um hormonaktive Weichmacher in Plastikflaschen zu vermeiden. Gleiches gilt für Lebensmittel, die in Plastik verpackt sind. Plastikverpackungen enthalten oft eine hohe Konzentration von hormonaktiven Weichmachern (*Xeno-Hormone, Bisphenol A*), die auf die Lebensmittel übergehen können. Da auch Pestizide eine hormonaktive Wirkung haben können, lohnt es sich, biologisch angebautes Obst, Gemüse und Getreide zu kaufen. Achten Sie konsequent auf Biokosmetik, um Weichmachern und hormonaktiven Substanzen aus dem Weg zu gehen.

Fruchtbarkeitsrituale für Sie und Ihn

Es ist wichtig, dass beide Partner versuchen, ihre Lebenskraft zu stärken und das Qi, also die Energie, zum Fließen zu bringen. Gemeinsames Yoga oder Qi Gong sowie Tanzen sind empfehlenswert. Bei Qi Gong-Übungen werden Energieblockaden gelöst und ein Qi-Mangel ausgeglichen, was sowohl bei Frauen als auch bei Männern bei Unfruchtbarkeit helfen kann.

Akupunktur kann ebenfalls beiden Partnern helfen. Bei Frauen stärkt sie das Qi und hilft bei Blutmangel und Energiemangel (z. B. durch starke Menstruation), während sie bei Männern die Durchblutung der Geschlechtsorgane verbessert. Massagen sind auch sehr wohltuend. Eine Frau, die oft friert und unter Mangelerscheinungen nach der Traditionellen Chinesischen Medizin leidet (*kalte Hände und Füße, Rückenschmerzen, zu wenig Nieren-Qi*), wird sich sicherlich darüber freuen, wenn der Partner ihre Füße, den Bauch und den Rücken mit warmem Öl massiert.

Auch ein gemeinsamer Tantra-Kurs kann die Potenz und Fruchtbarkeit steigern, da er eine sinnliche und spielerische Art bietet, sich körperlich näher zu kommen und neue Impulse für das Liebesleben zu erhalten. Viele Therapeuten empfehlen auch Moxa zur Selbstbehandlung durch den Partner. Lassen Sie sich von Ihrer Therapeutin zeigen, wie diese Technik angewendet wird. Manchmal können auch Therma Care-Pflaster auf dem unteren Rücken oder eine Wärmflasche auf dem Bauch (oder feuchtwarme Wickel) helfen.

Ich persönlich genieße Massagen sehr, da ich ein sinnlicher Mensch bin. Man kann sie sehr gut mit Aromatherapie kombinieren, indem man ein paar Tropfen Rosen-, Neroli-, Ylang-Ylang- oder Jasminöl in Mandelöl gibt und sich damit von seinem Partner verwöhnen lässt. Besonders angenehm und wirksam für die Fruchtbarkeit soll *Luna Yoga* sein. Dies ist eine besondere Art des Yoga, die in den 1980er Jahren von Adelheid Ohlig entwickelt wurde. Luna Yoga ist von verschiedenen Stilen und Traditionen beeinflusst, darunter Hatha Yoga, Tanz, und bioenergetische Übungen. Es integriert auch Elemente aus verschiedenen Kulturen und Traditionen, einschließlich der tibetischen Medizin und indischer Ayurveda-Praktiken.

Luna Yoga legt besonderen Wert auf die Energie des weiblichen Körpers und hat das Ziel, das körperliche und emotionale Wohlbefinden zu verbessern. Es ist bekannt, dass es hilft, den Menstruationszyklus zu regulieren und die Fruchtbarkeit zu unterstützen. Es ist jedoch nicht nur für Frauen; Männer können auch von den harmonisierenden und ausgleichenden Aspekten von Luna Yoga profitieren. Suchen Sie nach einem spezialisierten Yogastudio, das sich auf dieses Thema ausrichtet.

Fruchtbarkeitsvitamine für Sie und Ihn

Vitamin D - auch als Sonnenvitamin bekannt - ist besonders im Winter oft mangelhaft. Lassen Sie daher Ihren Vitamin-D-Spiegel überprüfen und lassen Sie sich gute Nahrungsergänzungsmittel empfehlen. Es ist auch wichtig, täglich an die frische Luft zu gehen, da der Körper Vitamin D unter Sonneneinstrahlung aus Cholesterin selbst produziert. Lebensmittel wie Sardinen oder Avocados enthalten ebenfalls etwas Vitamin D. Ein ausgeglichener Vitamin-D-Spiegel stärkt die Libido und erhöht die Fruchtbarkeit, da ein niedriger Vitamin-D-Spiegel den Testosteronspiegel senken kann. Achten Sie darauf, Vitamin D mit Vitamin K zu kombinieren, entweder in Form von Kombipräparaten oder durch eine entsprechende Ernährung.

Folsäure ist ein wichtiger Fruchtbarkeitsbooster für Frauen. Grünes Gemüse wie Salat, Rosenkohl und Brokkoli, sowie Nüsse, Eier und Weizenkeime enthalten viel Folsäure. Während des Kinderwunsches und zu Beginn der Schwangerschaft ist Folsäure besonders wichtig für die Fruchtbarkeit der Frau sowie für das Zellwachstum und die Entwicklung des Nervensystems des Babys. Folsäure verbessert die Hirnleistung des Babys, während ein Mangel zu Neuralrohrdefekten und Hirnfehlbildungen führen kann. Es ist am besten, Folsäure in Tablettenform einzunehmen.

Vitamin B6 ist wichtig für die Bildung roter Blutkörperchen und für die Nierenfunktion. Es ist in Vollkornprodukten, Leber, Hefe, Milch, Avocados und Nüssen enthalten. Vitamin B6 spendet Energie.

Vitamin B12 ist für viele Funktionen im Körper von großer Bedeutung. Es ist für Schwangere essentiell, da es das Zellwachstum und die Zellteilung beim Ungeborenen fördert. Leber, Hering, Lachs, Camembert, Hüttenkäse sowie Hefe, milchsauer vergorenes Sauerkraut oder Kimchi (koreanisches Sauerkraut) sind gute Quellen für Vitamin B12. Es ist auch für Männer wichtig, da es dem Körper Energie liefert und für die Versorgung der Nerven im Genitalbereich wichtig ist. Es empfiehlt sich, hochwertige Nahrungsergänzungsmittel in Betracht zu ziehen.

Vitamin B1 fördert eine gute Stimmung und unterstützt das Nervensystem. Hefe, Vollkornprodukte und Sonnenblumenkerne sind reich an Vitamin B1.

Vitamin C ist besonders während der Schwangerschaft und bei Stress und Infektionen wichtig. Es kann helfen, eine geschwächte Nebenniere zu stärken und die Fruchtbarkeit bei beiden Geschlechtern zu verbessern. Limetten, Zitronen, Orangen, Hagebutten und schwarze Johannisbeeren enthalten viel Vitamin C. Auch Kohlsorten wie Grünkohl, Grüntee und Sanddornfrüchte sind gute Quellen. Bei Bedarf kann Vitamin C auch in Form von Nahrungsergänzungsmitteln eingenommen werden.

Vitamin E ist bekannt als Anti-Aging-Vitamin und spielt auch eine Rolle bei der Fruchtbarkeit, insbesondere bei Männern. Es stärkt die Prostata, fördert die Libido und die männliche Fruchtbarkeit. Weizenkeimöl, Sonnenblumenkerne/-öl, Mandeln, Walnüsse und verschiedene Samen sind gute Lieferanten für Vitamin E. Vitamin E wirkt als fettlösliches Antioxidans und unterstützt die Gesundheit der Gefäße. Es gibt zahlreiche Studien zur Wirkung von Vitamin E auf Herz und Kreislauf, insbesondere bei Diabetes wird eine zusätzliche Einnahme empfohlen. Obwohl keine spezifischen Studien über die kurzfristige Wirkung bei erektiler Dysfunktion vorliegen, sind Vitamin E und andere unterstützende Stoffe langfristig sinnvoll für die Gefäßgesundheit und die Erektionsfähigkeit. Impotenz kann ein Zeichen für bevorstehende Herz-Kreislauf-Probleme sein.

Vitamin A ist reichlich in Hühnchen, Leber und orangefarbenen Lebensmitteln wie Karotten, Aprikosen und Mangos enthalten. Es sollte jedoch nicht überdosiert werden, da hohe Dosen von Vitamin A Fehlgeburten oder Missbildungen beim Baby auslösen können.

Eisen ist für Frauen oft ein wichtiges Thema aufgrund des Menstruationszyklus. Es ist ratsam, die Eisenwerte bereits vor einer Schwangerschaft zu überprüfen. Eisenreiches rotes Fleisch wie Leberwurst und Blutwurst, sowie Nüsse, Grünkohl, Brennnesselsamen, Spinat, Rote Beete, Hirse und Hafer sind gute Eisenquellen. Bei einem nachgewiesenen Eisenmangel kann Eisen auch als Nahrungsergänzungsmittel eingenommen werden. Es gibt verschiedene Präparate wie Floradix Kräuterblut (Saft und Tabletten), Rotbäckchen Saft, Ferrum phos Schüßlersalze, ferro sanol duodenal oder Urtica Dioica Ferro Culto D2 von Weleda. Beachten Sie jedoch, dass Eisenpräparate Verstopfung verursachen und den Stuhl schwarz färben können.

Magnesium ist während der Schwangerschaft ein treuer Begleiter, insbesondere zur Vorbeugung von frühzeitigen Wehen. Es ist in Vollkornprodukten, Weizenkeimen, Sesam, Kakao, Hülsenfrüchten, Mandeln, grünem Gemüse und Mineralwasser sowie Nahrungsergänzungsmitteln wie Magnesium Verla enthalten. Magnesium ist auch ein gutes und preiswertes Präparat zur Behandlung einer Nebennierenschwäche bei beiden Geschlechtern.

Zink ist besonders wichtig für die Spermienqualität bei Männern. Ein Zinkmangel kann die Libido beeinträchtigen, Impotenz verursachen und die Qualität der Spermien mindern. Gute Zinklieferanten sind vor allem Fleisch, Milchprodukte, Fisch, Vollkorngetreide, Hülsenfrüchte und Nüsse. Unser Körper nimmt Zink aus tierischen Lebensmitteln leichter auf als aus pflanzlichen Quellen. Zink kann auch in Form von Tabletten eingenommen werden und wirkt als Testosteron-Booster.

Selen unterstützt wie Zink den Körper bei der Abwehr von Zellschäden durch freie Radikale. Es fördert auch die Spermienproduktion und kann die Fruchtbarkeit bei Männern erhöhen. Eine Selen-Supplementierung kann sinnvoll sein, da deutsche Böden im Allgemeinen arm an Selen sind. Selen ist auch wichtig für ein starkes Immunsystem, bekämpft Entzündungen und unterstützt die Schilddrüse. Eine gute Schilddrüsenfunktion ist wichtig für die weibliche Fruchtbarkeit. Selen spielt auch eine Rolle bei der Krebsprävention. Bei einem Mangel kann eine Supplementierung hilfreich sein (*50 Mikrogramm pro Tag für Frauen, 100 Mikrogramm pro Tag für Männer*). Vor Beginn einer Therapie sollte der Selenwert im Blut bestimmt werden, da eine Überdosierung schwerwiegende Nebenwirkungen haben kann. Paranüsse enthalten viel Selen, aber auch toxische Substanzen wie Barium und Radium. Es wird empfohlen, nicht mehr als 3 Paranüsse pro Tag zu essen und ein Selenpräparat nur nach Rücksprache und Blutuntersuchung beim Arzt einzunehmen, da eine Überdosierung von Selen toxisch und gefährlich sein kann.

L-Arginin ist eine Aminosäure, die bei Männern die Fruchtbarkeit und Potenz erhöhen kann. Sie kommt in Lebensmitteln wie Erdnüssen, Schalentieren, Fisch, Obst und Getreide vor, kann aber auch als Nahrungsergänzungsmittel eingenommen werden. L-Arginin ist wichtig für die Bildung von Stickstoffmonoxid im Körper, das die Blutgefäße erweitert und den Blutdruck senkt. Ein Mangel an Arginin kann zu Durchblutungsstörungen, Bluthochdruck und Erektionsstörungen führen. Eine tägliche Einnahme von 3 g L-Arginin stellt eine ausreichende Versorgung bei erhöhtem Bedarf sicher, sollte aber nicht überschritten werden. Neben der Wirkung auf die Potenz schützt L-Arginin auch das Herz.

L-Carnitin soll die Spermienqualität beim Mann verbessern. Es ist in rotem Fleisch enthalten oder kann als Nahrungsergänzungsmittel eingenommen werden. L-Carnitin ist besonders wichtig für die Funktion des Herzmuskels. Obwohl es noch relativ wenige Studien zur Anwendung bei Erektionsstörungen gibt, gibt es vielversprechende Ergebnisse. In einer Studie aus dem Jahr 2011 wurde die Einnahme von Carnitin zusammen mit Arginin und Niacin über einen Zeitraum von 3 Monaten bei Patienten mit erektiler Dysfunktion getestet. Bei 40% der Männer verbesserten sich die Erektionsstörungen. L-Carnitin hilft auch bei der Regulierung des Blutzuckerspiegels und ist daher für Diabetiker mit Potenzproblemen empfehlenswert.

Rezepte für mehr Potenz

Ich habe hier ein paar einfache und leckere Rezepte für Sie, die die Potenz steigern und die Zeugungsfähigkeit verbessern können. Damit steht einem Kinderwunsch nicht mehr viel im Wege.

Gesunder Joghurt am Morgen

Dieser Joghurt ist eine gute Alternative zu einem kohlenhydratreichen und süßen Frühstück wie Semmeln und Marmelade. Zutaten:

- 250 g Skyr oder Joghurt (auch Sahnejoghurt ist in Ordnung)
- Zwei Esslöffel Beeren (Himbeeren, Blaubeeren oder Erdbeeren)
- Teelöffel Haferkleie
- 1 Esslöffel Chiasamen
- 1 Esslöffel Leinsamen
- Ein paar gehackte Nüsse (Walnüsse, Mandeln und Haselnüsse)
- 1 kleiner Schuss Leinöl

Alles gut vermengen und sofort essen. Sie können den Joghurt mit etwas Zimt würzen, um die Durchblutung bei Männern mit Durchblutungsstörungen zu verbessern. Die Nüsse enthalten herzgesundes Fett und Zink, das für einen ausgewogenen Hormonhaushalt und einen ausreichenden Testosteronspiegel wichtig ist. Mandeln und Haselnüsse enthalten auch Arginin, das die Durchblutung der Blutgefäße zum Penis verbessert.

Chia-Bananen-Pancakes

Dieses Rezept stammt von Nadine „Natze“ Angerer, einer ehemaligen Fußballtorfrau, die auf Gluten und Zucker verzichtet. Zutaten:

- 1 reife Banane (zerdrückt)
- 2 Esslöffel Chiasamen
- 2 Eier
- 1 Prise Zimt

Die zerdrückte Banane mit den anderen Zutaten vermengen und einen kleinen Schluck kohlensäurehaltiges Mineralwasser hinzufügen, um die Pancakes fluffiger zu machen. Eine beschichtete Pfanne mit Kokosfett einfetten und die Pancakes von beiden Seiten goldbraun backen.

Blinis - gesunde Buchweizenpfannkuchen

Buchweizen ist ein gesundes „Pseudogetreide“, das glutenfrei ist und viele Vorteile gegenüber Weizen hat. Zutaten:

- 350 ml Milch
- 2 Eier
- 150 g Buchweizenmehl
- 1/2 EL Erythrit (Zuckerersatz)
- 1 Prise Salz
- Kokosöl zum Einfetten der Pfanne

Milch, Eier, Erythrit und Salz in einer Schüssel verrühren und das Mehl hinzufügen. Den Teig ca. eine halbe Stunde ruhen lassen. Eine beschichtete Pfanne mit Kokosöl einfetten und die Blinis bei mittlerer Hitze goldbraun ausbacken. Im vorgeheizten Ofen warmhalten, bis alle fertig sind. Servieren Sie die Blinis mit Blaubeeren und Schlagsahne oder, wenn Sie es herzhaft mögen, mit Räucherlachs.

Porridge - „Mich sticht der Hafer“

Haferflocken enthalten Avenacoside, die die Produktion von biologisch aktivem Testosteron anregen. Deshalb sagt man auch „Mich sticht der Hafer“ und Pferde, die mit Hafer gefüttert werden, haben mehr Energie. Zutaten:

- 50 g Haferflocken
- 200 ml Hafermilch
- 1 Prise Salz
- ein paar Mandeln
- 1 Prise Zimt

Die Haferflocken, Hafermilch und Salz in einem Topf unter ständigem Rühren erhitzen und 2-3 Minuten leicht köcheln lassen, bis eine breiige Konsistenz entsteht. Die Mandeln grob hacken und unterrühren. Den Porridge mit Mandeln und Zimt bestreuen. Der Zimt verbessert die Durchblutung und wirkt potenzsteigernd bei Männern mit Prädiabetes.

„Grüne Eier“ - die Extraportion Eiweiß am Morgen

Eine ausreichende Menge an Eiweiß und Zink tut den Spermien gut. Zudem vermeiden Sie mit einer eiweißreichen und gemüsehaltigen Mahlzeit am Morgen starke Schwankungen des Blutzuckerspiegels im Vergleich zu Brot und anderen kohlenhydratreichen Lebensmitteln. Grünes Gemüse enthält bioaktives Testosteron, das die Potenz fördert. Zutaten:

300 g Blattspinat (alternativ Mangold oder Grünkohl)
3 Knoblauchzehen, geschält und gepresst
1 kleine Zwiebel, geschält und gehackt
4 große Eier (2 pro Person)
Kräutersalz, Pfeffer, Thymian, Majoran

Eine Pfanne mit Kokosfett einfetten. Zwiebel und Knoblauch darin anbraten und das Gemüse (Spinat, Mangold oder Grünkohl) hinzufügen. Alles gut anbraten, bis das Gemüse zerfällt. In der Zwischenzeit die Eier in einer kleinen Schüssel aufschlagen und mit den Gewürzen verquirlen. Die Eimischung zum Gemüse geben und bei schwacher Hitze stocken lassen. Vorsichtig wenden und auf Teller verteilen. Servieren Sie dazu Vollkornbrot.

Zucchinibrot

Brot aus Weizenmehl kann den Blutzuckerspiegel stark ansteigen lassen. Bei Potenzproblemen und Kinderwunsch ist es ratsam, auf Weizen und Zucker zu verzichten, da diese bei hormonellen Problemen vermieden werden sollten. Zutaten:

- 250 g Zucchini
- 1 TL Olivenöl
- 1 Päckchen Trockenhefe
- 50 ml Wasser
- 350 g Dinkelmehl
- 1 TL Salz

Zucchini waschen, putzen und fein raspeln oder in der Küchenmaschine zerkleinern, mit den Händen gut ausdrücken. Die Hefe mit dem lauwarmen Wasser verrühren. Die Zucchini, das Mehl und das Salz dazu geben und zu einem

Teig verrühren. Auf eine bemehlte Fläche geben und einen Brotlaib daraus formen. Bei 220 Grad für ca. 35 Min. backen.

Goldene Milch

Kurkuma kann durch seine reinigende Wirkung auf die Leber die Zeugungsfähigkeit bei Männern und die Fruchtbarkeit bei Frauen stärken. Zutaten:

- 300 ml Mandelmilch
- 1 TL Kurkumapulver (nicht zu viel, damit die Milch golden bleibt und nicht orange wird)
- 1 Prise Ingwerpulver (nicht zu scharf)
- 1 Prise frisch gemahlener schwarzer Pfeffer
- 1 Prise Zimt

Die Mandelmilch in einem Topf erhitzen und Kurkumapulver, Ingwerpulver, Pfeffer und Zimt hinzufügen. Ingwer verbessert die Durchblutung und kann sich positiv auf die Zeugungsfähigkeit auswirken.

Eiweißshake als Hormon-Booster

Ausreichend hochwertiges Eiweiß ist für die körpereigene Hormonproduktion bei Männern und Frauen unerlässlich. Eine Ernährung, die arm an Eiweiß und reich an Kohlenhydraten ist, kann zu einem Hormonmangel führen. Wenn Sie abends auf Kohlenhydrate verzichten und stattdessen eine eiweißreiche Mahlzeit zu sich nehmen, kann sich dies positiv auf Ihren Hormonhaushalt auswirken und die körpereigene Hormonproduktion stärken. Zutaten:

- 300 ml Milch
- 100 g Magerquark
- 100 g Heidelbeeren (*frisch oder tiefgefroren, alternativ Himbeeren oder Erdbeeren*)
- 1 Esslöffel körnige Haferflocken

Alle Zutaten in einem leistungsstarken Mixer vermengen und zu einem Eiweißshake mixen.

Maca-Smoothie - der Booster für sie und ihn

Maca-Pulver kann die weibliche und vor allem die männliche Fruchtbarkeit steigern. Für Frauen eignet sich besonders das rote Maca-Pulver (*z.B. Frauen Feuer von Naturtreu*). Zutaten:

- 400 ml Mandelmilch
- 2 Teelöffel Maca-Pulver
- Eine Prise Zimtpulver

Alle Zutaten in einem Mixer zu einem Smoothie vermengen.

Sellerie-Smoothie - der Potenzsaft

Sellerie wirkt stark entgiftend und kann die Potenz des Mannes und die Fruchtbarkeit der Frau stärken. Stangensellerie reinigt den Körper und enthält viel herzgesundes Kalium, was bei Bluthochdruck entgegenwirken kann. Zudem verbessert er den Blutfluss, was die sexuelle Leistungsfähigkeit fördert. Stangensellerie enthält auch Androstenon und Androstenol, zwei natürliche Aphrodisiaka. Zutaten:

- 1 Apfel
- Ein paar Blätter gehackter Grünkohl, unser heimisches Powerfood im Winter
- 1 Stange Sellerie

Alle Zutaten entsaften und jeden Tag morgens auf nüchternen Magen 200 ml trinken. Wenn eine Entgiftung angestrebt wird, kann dies über mindestens drei Monate in Form einer Kur erfolgen.

Brennnesselsuppe zur Unterstützung der Spermien

Die Brennnessel darf bei Rezepten, die die Potenz des Mannes aktivieren sollen, nicht fehlen. Dieses Rezept stammt von meiner Hausärztin und enthält auch junge Gierschblätter, die der Suppe einen leckeren Geschmack verleihen. Beide „Unkräuter" wachsen wild in vielen Gärten und können einfach gepflückt werden.

Sowohl Brennnessel als auch Giersch eignen sich für eine Entgiftungskur im Frühjahr. Brennnessel entwässert den Körper und reinigt das Blut, während Giersch den Körper entsäuert, was auch für die Fruchtbarkeit von Vorteil sein kann. Beim Pflücken und Zubereiten der Brennnesselblätter sollten Handschuhe getragen werden, da die Blätter ihre Brennhaare verlieren, wenn sie blanchiert werden. Zutaten:

- 500 g Brennnesselblätter
- Eine Handvoll Gierschblätter
- 2 Kartoffeln
- 1 Knoblauchzehe
- 1 Bund Frühlingszwiebeln
- 1 Liter Gemüsebrühe

- Salz, Pfeffer, Muskat (je ein Teelöffel)
- 1 Esslöffel Brennnesselsamen

Die gehackten Frühlingszwiebeln und Knoblauchzehe in etwas Öl andünsten. Die gewaschenen Brennnessel- und Gierschblätter hinzufügen und kurz mitdünsten, bis sie zusammenfallen. Die Kartoffeln in Würfel schneiden und ebenfalls hinzufügen. Mit Gemüsebrühe auffüllen und ca. 20 Minuten köcheln lassen, bis die Kartoffeln weich sind. Die Suppe mit Salz, Pfeffer und Muskat abschmecken und etwas Sahne hinzufügen. Zum Schluss die Brennnesselsamen über die fertige Suppe streuen.

Borschtsch - Rote Beete Suppe für die Lust

Rote Beete ist bekannt dafür, die Produktion von Sexualhormonen zu steigern und enthält zudem Aminosäuren und Mineralien. In China wird Rote Beete sogar als Potenzmittel verwendet. Auch im Leistungssport ist Rote Beete Saft beliebt. Rote Beete senkt den Blutdruck, verdünnt das Blut und wird sogar mit einer erhöhten Anzahl roter Blutkörperchen in Verbindung gebracht. Zutaten:

- 500 g vorgegarte Rote Beete
- 4 Karotten
- 700 g Spitzkohl
- 1 große Süßkartoffel
- 2 Pastinaken
- 3 Knoblauchzehen, gepresst
- 1 Zwiebel
- 2 EL gehackte Petersilie
- 1 Liter Gemüsebrühe
- Salz, Pfeffer

- 1 TL Bohnenkraut
- Kokosfett zum Anbraten
- 200 ml saurer Schmand

Die Zwiebel und den Knoblauch schälen und fein hacken. Das Gemüse waschen, bei Bedarf schälen und in Würfel schneiden. Etwas Kokosfett in einem Topf erhitzen. Die Zwiebel und den Knoblauch darin anbraten und das Gemüse hinzufügen. Alles anbraten, bis das Gemüse leicht weich geworden ist. Die Gemüsebrühe hinzufügen und zum Kochen bringen. Das Bohnenkraut dazugeben und die Suppe etwa 20 Minuten köcheln lassen, bis das Gemüse gar ist. Mit Salz und Pfeffer abschmecken. Zum Servieren die Suppe mit saurem Schmand garnieren und mit gehackter Petersilie bestreuen.

Gebratener Lachs mit Rosmarinkartoffeln und Brennnesselspinat

Dieses Rezept vereint verschiedene Zutaten, die die Potenz anregen sollen, darunter gute Fette, Rosmarin, Brennnessel und Knoblauch zur Verbesserung der arteriellen Durchblutung. Zutaten:

- Pro Person ein Lachsfilet
- Knoblauch, Zwiebeln (*nach Geschmack und Verträglichkeit*)
- 100 ml Sahne
- 1 Prise Chiliflocken (kann auch die Libido ankurbeln)
- Salz und Pfeffer
- Brennnesselsamen als Topping

Den Lachs in einer beschichteten Pfanne mit Zwiebeln und Knoblauch anbraten. Die Sauce mit Sahne verfeinern und mit etwas Chilipulver, Salz und Pfeffer würzen. Zum Schluss die Brennnesselsamen als Topping über den Lachs streuen. Dazu servieren Sie Rosmarinkartoffeln, die mit frischen Rosmarinzweigen garniert sind, sowie Brennnesselspinat. Alternativ können Sie auch Bratkartoffeln zubereiten, jedoch ist zu beachten, dass stark gebratene Bratkartoffeln einen hohen Gehalt an Acrylamid aufweisen können, was gesundheitsschädlich sein kann.

Brennnesselblätter können ähnlich wie Spinat zubereitet werden. Eine beliebte Variante ist es, die Brennnesselblätter in etwas Kokosfett anzubraten und mit Knoblauch zu verfeinern. In einem großen Topf den Knoblauch im Kokosfett anschwitzen, die Brennnesselblätter hinzufügen und mit Gemüsebrühe aufgießen. Bei geschlossenem Deckel 10 Minuten köcheln lassen, gelegentlich umrühren und mit Salz, Pfeffer und Muskatpulver würzen. Zum Schluss einen Klecks Schmand unterheben.

Wer möchte, kann zum Lachsfilet auch eine Auster servieren. Diese kann kurz angebraten und mit Zitronensaft beträufelt werden. Austern gelten als potenzsteigerndes „Superfood" aufgrund ihres hohen Zinkgehalts, der die Testosteronproduktion anregen kann. Sowohl Austern als auch Lachs sind reich an Omega-3-Fettsäuren, die die Durchblutung verbessern und somit ebenfalls die Potenz steigern können. Es wird behauptet, dass Giacomo Casanova regelmäßig Austern genossen hat, um seine Manneskraft zu erhalten.

Neben Lachs eignet sich auch Thunfisch (*in Form eines Thunfischsteaks*), das ebenfalls in der Pfanne angebraten werden kann. Ein weiteres einfaches Gericht, das reich an Omega-3-Fettsäuren ist, ist Sahnehering mit Pellkartoffeln oder der klassische Steckerlfisch (Makrele). Alle diese Fischsorten enthalten herzgesunde und entzündungshemmende Fette.

Ofenkürbis mit Kräuterquark

Kürbis kann den Blutfluss im Penis erhöhen. Laut einer US-Studie steigern Kürbis, Kürbiskerne und Kürbiskernöl den Blutfluss im Penis und verbessern die Potenz. Besonders wirksam soll Kürbis in Kombination mit Lavendel sein, da Lavendel aufgrund seiner anregenden Duftstoffe als natürliches Aphrodisiakum gilt. Kürbiskerne als Snack wirken einer gutartigen Prostatahyperplasie entgegen und halten die Prostata fit, was bei älteren Männern die Potenz stärken kann. Es gibt auch fertige Arzneimittel, die Kürbiskerne und Sägepalme enthalten und sich zur Behandlung von Prostataproblemen eignen. Zutaten:

- 1 Hokkaidokürbis oder ein Butternut-Kürbis (*beide haben eine essbare Schale, der Butternut-Kürbis braucht jedoch etwas länger*)
- 5 Knoblauchzehen
- 1 TL Lavendel, 1 TL Oregano, 1 TL Thymian, Salz
- 200 ml Olivenöl

Den Kürbis gründlich reinigen, längs halbieren, entkernen und in Spalten oder Würfel schneiden. Die Kürbisstücke in einer Auflaufform arrangieren. Das Olivenöl in eine Schüssel geben. Den Knoblauch pressen und zusammen mit den Gewürzen in das Olivenöl geben. Den Kürbis mit dem gewürzten Öl bestreichen. Im Backofen bei 200 °C etwa 25 Minuten backen. Den Ofenkürbis mit Kräuterquark als Dip servieren. Eine empfehlenswerte Marke für Kräuterquark ist

Denree.

Potenz-und-Libido-Booster-Saft

Dieser Saft kann Libido und Potenz auf natürliche Weise zu steigern. Angeblich spüren Sie innerhalb von zwei Wochen bemerkbare Veränderungen. Zutaten:

- 2 Äpfel
- 4 Stangen Sellerie
- 1 cm Ingwer

Benutzen Sie einen Kaltentsafter, um alle Zutaten zu entsaften und trinken Sie den Saft frisch. Für optimale Ergebnisse, konsumieren Sie täglich 500 ml dieses Saftes für zwei Wochen. Sie können den Saft auch in zwei Portionen von jeweils 250 ml über den Tag verteilt trinken. Dieser Saft kann sowohl Männern als auch Frauen helfen. Daher empfehlen wir, dass beide Partner diesen Saft täglich trinken, um die maximale Wirkung zu erzielen. Sie werden also einen Liter Saft pro Tag für zwei Personen benötigen.

Die Wirkung des Saftes:

Das wirkungsvolle Element dieses Saftes ist die Sellerie. Während Äpfel für einen angenehmen Geschmack sorgen und Energie liefern und Ingwer als natürliches Antioxidans wirkt, hat Sellerie noch weitere Vorteile:

- Sie enthält Androstenon und Androstenol, zwei natürliche Aphrodisiaka, die in Sellerie vorkommen.
- Sie unterstützt die Senkung des Blutdrucks und stabilisiert den Blutfluss, was zur Verbesserung der sexuellen Leistungsfähigkeit beiträgt.

- Sellerie ist eine natürliche Quelle von Magnesium, Kalium, Jod, Kalzium, Zink, Natrium sowie den Vitaminen C, B und E.

Im Sommer können Sie die Sellerie durch Wassermelone ersetzen, die ähnliche Eigenschaften hat, jedoch einen erfrischenderen Geschmack bietet.

Spargelsalat mit Garnelen vom Grill - eine Zink-Bombe

Spargel wurde schon in der Antike als ein Lebensmittel angesehen, das die Potenz steigert. Es ist nicht überraschend, dass die phallische Form dieses Gemüses auf seine anregende Wirkung hinweist. Spargel, ähnlich wie Austern, Garnelen und Nüsse, ist reich an Zink, was die Testosteronproduktion im Körper stimuliert. Diese Wirkung wird durch die in Spargel vorhandene Asparaginsäure weiter verstärkt. Zutaten:

- 300 g grüner Spargel
- Für das Dressing – Salz, Pfeffer, Olivenöl und Balsamico Essig
- 250 g geschälte Garnelen - auch reich an Zink
- 2 Knoblauchzehen, fein gehackt
- 1 Frühlingszwiebel
- 1 Prise Chilipulver - verleiht den Garnelen das gewisse Etwas

Schneiden Sie die Enden vom Spargel ab und teilen Sie die Stangen in mundgerechte Stücke. Braten Sie den Spargel 10 Minuten bei niedriger Hitze an und stellen Sie ihn beiseite. Schneiden Sie die Frühlingszwiebeln klein, hacken Sie den Knoblauch und braten Sie beides zusammen mit den Garnelen in einer zweiten Pfanne an, gewürzt mit dem Chilipulver.

Mischen Sie die gut durchgebratenen Knoblauchgarnelen mit dem abgekühlten Spargelsalat. Für das Dressing vermischen Sie Olivenöl und Balsamico und schmecken es mit Salz, Pfeffer und Zucker ab. Geben Sie das Dressing über den Spargelsalat und vermischen Sie alles gut.

Wassermelonen Salat

Forschungen haben gezeigt, dass Wassermelonen sehr wirksam bei der Behandlung von Potenzproblemen sind. Der Effekt wird sogar teilweise mit dem von Viagra verglichen. Das in Wassermelonen enthaltene Citrullin fördert die Durchblutung, erweitert die Blutgefäße und verbessert die Erektionsfähigkeit bei Männern. Beim Verzehr großer Mengen reagiert das in der Schale und im Fruchtfleisch enthaltene Citrullin mit Enzymen und erzeugt die Aminosäure L-Arginin, die sich positiv auf die Herzgesundheit auswirkt. Arginin fördert auch die Bildung von Stickoxid und kann zur Behebung von Erektionsstörungen eine ähnliche Wirkung wie Viagra haben. Die Citrullin-Konzentration ist in der Schale am höchsten.
Zutaten:

- 1 Wassermelone
- 2 Kugeln Mozzarella
- 1 EL Balsamico
- 3 EL Olivenöl
- Salz, Pfeffer
- 10 Erdbeeren - kleingeschnitten, optional 2 TL Granatapfelkerne (fördern die Fruchtbarkeit und helfen bei Prostatabeschwerden bei Männern.)
- ein wenig fein gehackte Petersilie

Schneiden Sie die Melone auf und entfernen Sie das Fruchtfleisch, schneiden Sie es in Würfel und lassen Sie es etwas abtropfen. Schneiden Sie den Mozzarella in kleine Würfel und vermischen Sie ihn gut mit den Melonenwürfeln. Mischen Sie Öl und Essig mit Salz und Pfeffer zu einem Dressing. Vermengen Sie die Melonen- und Mozzarella-Würfel mit dem Dressing. Garnieren Sie den Salat mit den Erdbeeren, deren hoher Vitamin C- und Zinkgehalt die Libido fördert. Die fein gehackte Petersilie gibt dem Mann zusätzlichen Schwung. In der orientalischen Küche wird häufig mit Petersilie gekocht, wie zum Beispiel im Gericht Taboulé.

Der Libido-Apfel

Jeder liebt Bratäpfel, aber mit orientalischen Gewürzen bekommen sie einen besonderen Twist und können die Libido anregen. Zimt fördert die Durchblutung und hilft, hohen Blutzuckerspiegel zu senken. Safran hat eine stimmungsaufhellende und aphrodisierende Wirkung. Im Orient wird Safran oft als libido-steigerndes „Liebesgewürz" betrachtet. Es wird behauptet, dass es vor allem Frauen hilft, mehr Verlangen zu empfinden.

Safran soll auch die sexuelle Lust junger Männer verstärken. Frauen können kleine Mengen Safran verwenden, um den Uterus zu stärken und Menstruationsprobleme zu bekämpfen, was sie potenziell fruchtbarer machen könnte. Safran fördert die Durchblutung der Geschlechtsorgane und hat eine berauschende und stimmungsaufhellende Wirkung. Allerdings sollte man es in Maßen verwenden, da übermäßiger Verzehr zu starkem Rausch und Blutungen führen kann. Schwangere sollten dieses Gewürz vermeiden. Wir servieren diese Äpfel gerne als Beilage zu Ente oder Gans zu Weihnachten. Die Zutaten sind einfach:

- 2 Boskop Äpfel (einen pro Person)
- 100 g Rosinen
- 2 EL Zimtpulver
- 3 Safranfäden

Die Äpfel schälen, entkernen und in Scheiben schneiden. In einer beschichteten Pfanne mit etwas Butter anbraten, mit Zimtpulver bestreuen und die Rosinen hinzufügen. Die Äpfel bei niedriger Hitze dünsten. Zum Schluss den Safran hinzufügen.

Orgasmus: Dieser Pilz löst bei Frauen Begeisterung aus

Die hawaiianische Stinkmorchel, auch bekannt als *Phallus indusiatus* oder „Netzstinkmorchel", ist ein Pilz, der wegen seiner einzigartigen Form und seines intensiven Geruchs bemerkenswert ist. Die Spitze des Pilzes ist mit einem spitzenhutartigen Kopf bedeckt, von dem ein netzartiger Schleier (das „Indusium") hängt.

Ein Bericht von 2001 von John C. Holliday und Noah Soule behauptet, dass der Geruch dieses Pilzes bei einigen Frauen starke sexuelle Erregung hervorrufen kann, bis hin zum Orgasmus. In der Studie wurde behauptet, dass von den 16 weiblichen Probanden, die an der Studie teilnahmen, 6 einen Orgasmus hatten, nur durch das Einatmen des Geruchs des Pilzes. Bei den Männern hingegen wurde keine ähnliche Reaktion berichtet; im Gegenteil, sie fanden den Geruch meist unangenehm. Es ist wichtig zu beachten, dass diese Ergebnisse nicht gut etabliert sind und auf einer sehr kleinen Probe basieren. Die genaue chemische Zusammensetzung des

Duftes dieses Pilzes und die Gründe, warum er diese Wirkung haben könnte, sind nicht hinreichend erforscht. Da der Bericht nur einen geringen Umfang hatte und es keine nachfolgenden bestätigenden Studien gibt, sollte die Schlussfolgerung, dass der Duft des Phallus indusiatus bei Frauen einen Orgasmus auslösen kann, mit Vorsicht betrachtet werden.

Darüber hinaus ist es wichtig zu beachten, dass Pilze mit Vorsicht behandelt werden sollten, insbesondere wenn sie zum Einatmen oder Verzehr bestimmt sind. Es gibt viele giftige Pilzarten, und es ist entscheidend, Pilze nur zu konsumieren, wenn sie von einem Experten sicher identifiziert wurden.

Made in the USA
Monee, IL
04 November 2026

67383615R00098